MID-G型
歯科クリニックの
創り方

Build the MID-G style clinic

【編集委員】

荒井昌海
東京都・エムズ歯科クリニック／MID-G最高顧問

和田匡史
徳島県・和田歯科医院／MID-G顧問

栗林研治
千葉県・栗林歯科医院／MID-G代表

白﨑　俊
兵庫県・なないろ歯科・こども矯正歯科クリニック／MID-G理事

神部　賢
東京都・神部歯科医院／MID-G東日本支部長

栗田隆史
千葉県・ボンベルタ歯科クリニック／MID-G東日本副支部長

刊行にあたって

MID-Gとの出会い

　2022年よりMID-G代表理事を務めている栗林です。私が代表理事になるにあたり、MID-Gのコンセプトを新しくしました。それは「医院を創り、医療を創り、国民の健康を創るMID-G」というものです。歯科医療はメタボリックドミノの上流に位置しているという考え方があります。私たちがよい医療を提供することは、国民の健康に繋がっているのです。

　では、そのためには何をしたらよいのでしょうか。上質な医療を提供するためには、「医療」そのものをアップデートしていく必要があります。デジタルデンティストリーに代表されるように、歯科医療の現場は大きな改革が始まっており、その改革をしっかりと自分たちのものにしていく必要があります。そして何よりも、正しい医院運営ができていないクリニックが上質な医療を提供できないことを認識すべきでしょう。

　MID-G役員の歯科医院のなかには、スタッフによる窃盗があったクリニック、早く帰りたいからと勝手にアポイント操作をしているクリニックもありました。そのようなクリニックでは、上質な医療を提供することは決してできません。したがって、国民の健康を創るためには、まず歯科医院運営が適切に行われる必要があるのです。

　私自身、勤務医時代にスタッフが定着しない、来院患者数が伸び悩むなど、クリニック創りにとても悩んでいました。どの先生方もきっと通る道ではないでしょうか。そのようなときに、ニューヨーク大学CDEプログラム中、現MID-G最高顧問の荒井昌海先生と出会うことができました。海外研修中に荒井先生からプライベートレクチャーを受けて、私の医院創りは大きく変わり、開業時には理想どおりのスタートダッシュをすることができました。また、これが私とMID-Gとの出会いでした。

afterコロナの歯科医院創り

　コロナ禍も収束に向かい、afterコロナの動きが活発になってきています。デジタル化の流れも加速の一途にあります。そのような時代背景もあってか、かつての私や現役員のように医院創りに悩まれている先生方の声をたくさん聞くようになりました。そこで、これからの歯科医院創りで1つの指標を創ることができれば、多くの先生方の助けになるのではないかと考え、MID-G役員を対象とした医院創りについてのアンケートを実施しました。すると驚いたことに、程度の差はあれど、すべての役員の医院創りの方向性が同じだったのです。

　そして、これらを1冊にまとめることで、1人でも多くの院長の助けになりたいと思いました。本書が役員の動向を数値化し、これからの歯科医院創りの1つの指標となることでしょう。ともに、医院を創り、医療を創り、国民の健康を創っていけたら幸いです。

2024年8月
千葉県・栗林歯科医院
MID-G代表理事

栗林研治

MID-Gとは

MID-Gは、学術と経営の両立を目指し、それぞれのクリニックにあった「しくみ作り」を提案している一般社団法人です。
新人の教育を中心に、安定した診療活動を整えるために活動しています。

医院を創り、医療を創り、国民の健康を創るMID-G。
歯科医院の数は全国で約68,000件。
年間約2,000人の学生が歯学部を卒業していきます。
年々増え続けていく歯科医院の中で、私たち歯科医師が、何より一番大事にしなければいけないことは、患者さんに対して最高の診療を提供することです。
私たちMID-Gは、最高の歯科診療をするためには、診療に専念できる環境づくり＝「学術・経営・教育の三本柱」が必要だと考えています。

MID-G10則

MID-Gは、「MID-G10則」を掲げ、歯科業界の新しい時代に向けて積極的にチャレンジする集まりです。

- 他の診療所・治療方針を批判しない
- 他の勉強会を批判しない
- メーカーに礼儀正しく接する（医療人の前に社会人である）
- マネージメントは、大規模医院や分院を作るためのものではない
- ルールよりもモラルを優先する
- 利益は必ずしも優先ではない（最大化ではなく最適化を目指す）
- 教育することが最大の勉強である
- 学術と経営を両立する（貧すれば鈍する）
- 100年続く開業を目指す
- 楽観的・外交的に生きる

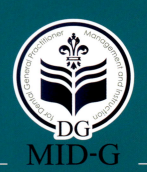

Contents

005　刊行にあたって
012　本書の特徴

特別座談会1
014
三世代のMID-G代表理事が語る歯科医療の未来像
荒井昌海　和田匡史　栗林研治　白﨑 俊　山井裕生

特別座談会2
022
100年続く日本最古の歯科総合メーカー・販社企業
山中一剛　白﨑 俊　山井裕生

Chapter1
注目の最新器材

01　IOS、ミリングマシン、3Dプリンター
032　　1　アンケート分析　白﨑 俊
036　　2　DI Primescan、inLab MC X5、DS Core（デンツプライシロナ）
　　　　　──デジタル機器を用いたインプラントワークフロー　鈴木 温
039　　3　DWX（ROLAND DG、DG SHAPE）
　　　　　──デジタルラボの作り方　鬼頭広章
042　　4　Pick up①：デンツプライシロナが描く未来　Juan Rodighiero　栗林研治　和田匡史

02　アライナー矯正
048　　1　アンケート分析　白﨑 俊
056　　2　インビザライン（アライン・テクノロジー）　河底晴紀
058　　3　Pick up②：iTeroのもつ魅力に迫る　千葉悠助　栗林研治

03　インプラント
064　　1　アンケート分析　白﨑 俊
068　　2　ストローマンのインプラントシステム　辻 光弘
070　　3　Osstemのインプラントシステム　前田武将
072　　4　テルダーミス、テルプラグ（ジーシー）　松尾一樹

04　メインテナンス
074　　1　アンケート分析　神部 賢
077　　2　エアフロー プロフィラキシス マスターをメインテナンスに活かす　深山マリ
078　　　クラプロックスを選ぶ理由　中谷和美
079　　3　エアフロー プロフィラキシス マスター（EMS）　神部 賢
082　　4　Pick up③：EMS×CURAPROX対談　杉江 護　池亀 友　神部 賢

05　マイクロスコープ

088　　1　アンケート分析　白﨑 俊

092　　2　Next Vision（ヨシダ）　稲田展久

093　　3　ライカ（モリタ）　岡上友里恵

06　エンドモーター、チェアー、X線

094　　1　アンケート分析　白﨑 俊

特別座談会3

098　**国内企業が挑む歯科医院DX改革**
モリタ新ショールームが見据えるこれからの歯科医院

森田晴夫　松尾一樹　石渡弘道　白﨑 俊

Chapter2
診療を支える院内システム・ツール

01　アポイントシステム

108　　1　アンケート分析　白﨑 俊

112　　2　Apotool & Box for Dentist（ストランザ）
患者さんとのコミュニケーションで活用する　白﨑 俊

114　　3　Apotool & Box for Dentist（ストランザ）
患者情報や診療状況を可視化する　山井裕生

02　サブカルテ

116　　1　アンケート分析　白﨑 俊

120　　2　電子サブカルテ導入　MetaMoji Dental eNote（MetaMoji）　笠井啓次

122　　3　Medical Box Note（ストランザ）　桝田康宏

03　レセコン

124　　1　アンケート分析　白﨑 俊

128　　2　MIC WEB SERVICE（MIC）　尾崎亘弘

04　在庫管理システム

130　　1　歯科医院における「SHELF」（Doctorbook）導入のメリット　森田英明

05　自動精算機

132　　1　アンケート分析　白﨑 俊

137　　2　RT-300 SET（グローリー）　喜島裕剛

139　　3　NOMOCa-Regi（GENOVA）　栗田隆史

Contents

06　グループウェア

140　　1　Talknote（Talknote）　栗林研治

142　　2　soeasy buddy（soeasy）　松浦宏彰

特別座談会4

144　**歯科医療現場におけるAIの可能性を探る**

西島彰一　荒井昌海　松尾一樹

Chapter3
成功に繋がる組織体制

01　事務局・秘書課

154　　1　アンケート分析　白﨑 俊

158　　2　事務局は質の高い医療の提供に繋がる　小森夕紀子

159　　3　秘書にしかできない院長サポート　山崎菜穂

160　　4　事務局・秘書課の設置、採用のポイント　呉本勝隆

162　　5　Pick up④：事務局員の本音トーク！

松尾一樹　栗木千明　飯泉美穂　三村英生　山川 睦　水谷洋子

02　管理栄養士

170　　1　アンケート分析　白﨑 俊

174　　2　管理栄養士としての歯科医院とのかかわり方　早川 稜　金子尚樹

176　　3　歯科医院における管理栄養士の役割　栗林研治

177　　4　管理栄養士と創る新しい歯科医院のかたち　栗林研治

03　歯科技工士

179　　1　アンケート分析　栗林研治

182　　2　デジタル化する歯科技工　稲井 亮

183　　3　これからの歯科技工士の働き方　湯本 淳

184　　4　歯科医院内における歯科技工士採用と育成のポイント　和田匡史

特別座談会5

186　**働きたい改革**
──たけち歯科クリニックはいかにして生まれ変わったのか

武知幸久　大森彩加　白﨑 俊　山井裕生

ブックデザイン：金子俊樹　対馬りか

Dental Plaza
Tokyo

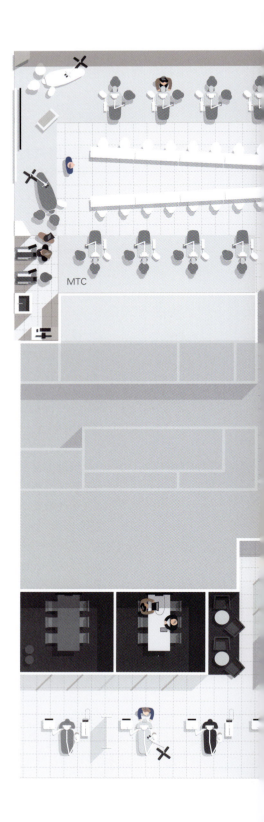

デンタルプラザ東京

open
平日　9:00-17:00
日祝　10:00-18:00

close
土曜日、その他定休日あり

address
東京都千代田区神田駿河台 4-3
新お茶の水ビルディング 4F

見学予約、お問合せ
03. 5280 9388

特設ページ

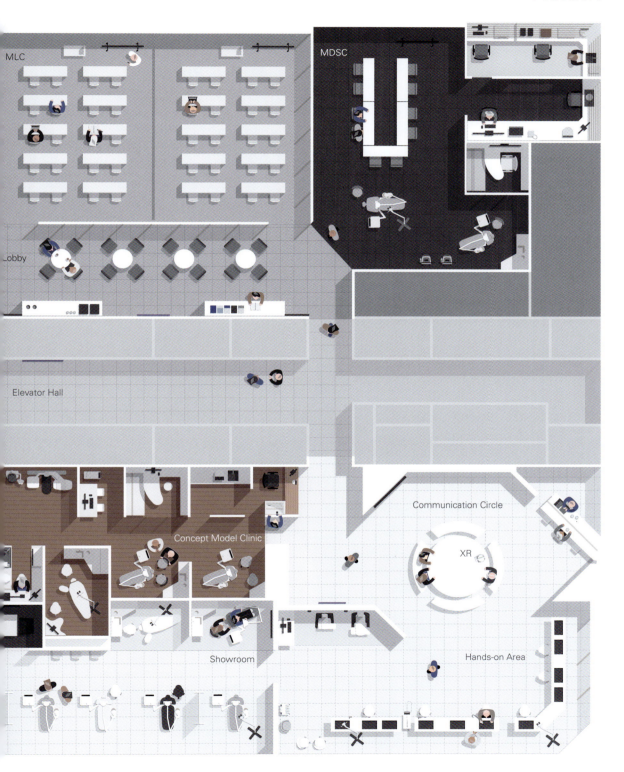

本書の特徴

　人口減少・人手不足の問題が注目され、デジタル化、DX化が加速するなど、これからますます歯科医院経営のアップデートが求められます。

　そのようななか、時代に合わせて「どのような歯科医院を創ればよいのか」の1つの指標として参考にできるよう、「第1章　注目の最新器材」、「第2章　診療を支える院内システム・ツール」、「第3章　成功に繋がる組織体制」にかかわる項目について、MID-G役員を対象としたアンケートを実施しました。

　それらについて、まずは「アンケート分析」を行い、その後、具体的な製品・組織体制などに注目し、「どのような特徴があるのか」、「どのような方針で歯科医院運営に活かしているのか」などについて解説しております。

　また、MID-Gおよび各メーカーがどのような未来を考え、いま現在活動しているのかがわかる座談会も盛り込みました。

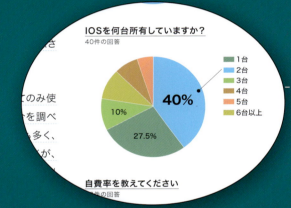

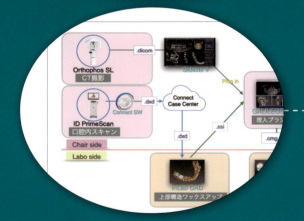

01　IOS、ミリングマシン、3Dプリンター

1　アンケート分析

香川県 なないろ歯科・こども矯正歯科クリニック
白﨑 俊
Shun SHIRASAKI

MID-G Point

1	IOSを導入している歯科医院は多い ・ほとんどの役員が所有（92.9%） ・自費率50%未満の医院（79.1%） ・自費率40%未満でIOSを導入している役員は55.7%
2	IOSを購入する場合、アライナー矯正治療を導入している（97.6%）
3	IOSを3台以上所有することになる可能性が高い（73.7%）
4	1台目のIOSはiTero（アライン・テクノロジー：51.3%）もしくはデンツプライシロナ（38.5%）
5	2台目はデンツプライシロナのIOS ※1台目と2台目は順序が反対でもOK
6	2台以上所有している施設でiTeroとデンツプライシロナ所有は85.0%
7	2台目の購入タイミングは1台目購入後、平均約1年半
8	2台以上所有するときはアライン・テクノロジーとデンツプライシロナ両方ある状態がよい
9	2台以上所有しているクリニックはミリングマシンを所有（85.2%）デンツプライシロナで構成が85.7%
10	ミリングマシンを購入するのであればファーネス所有（89.2%）
11	3Dプリンターの所有はまだ先でよい（25.6%）
12	歯科技工士を採用する（61.0%）
13	歯科技工士の性別は男女比50%
14	歯科技工士の年齢は20〜40代が80.7%
15	常勤歯科技工士は84.6%

データ解析総論

歯科医療現場におけるデジタル化が進んでいるなか、MID-G役員のIOS所有率はなんと92.9%となった。このように、ほとんどのMID-G役員はIOSを所有していた。

そして、所有台数は2台所有の施設が40%が最も多く、次いで1台所有の施設が27.5%である。複数台所有している施設は実に72.5%に上る。これからの時代、IOSを所有することは必然の時代がくることが予想される。

IOSは現時点で、自由診療においてのみ使用可能である。そこで、自由診療割合を調べると自費率40〜50%が27.9%と最も多く、次いで30〜40%が23.3%、20〜30%が18.6%となり、自費率が50%未満のクリニック数は79.1%となった。

IOSを所有しており、アライナー矯正を行っているクリニックは100%であり、IOSを所有するにあたってアライナー矯正を行うことはとても重要であると思われる。

IOSを購入したタイミングを調べてみると、3年前に購入したクリニックが33.3%と最も多く、3年以内に購入したクリニックは43.5%となった。なお、5年以内に購入したクリニックは81.9%となった。

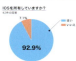
IOSを所有していますか？
42件の回答
はい 92.9%
いいえ 7.1%

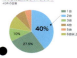
IOSを何台所有していますか？
40件の回答
1台 27.5%
2台 40%
3台 10%
4台以上

自費率を教えてください
43件の回答
10〜20%
20〜30% 18.6%
30〜40% 23.3%
40〜50% 27.9%
50〜60% 9.3%
60〜70%
70〜80%

1台目のISOを購入したのは何年前ですか？
30件の回答
1年前
2年前 16.7%
3年前 33.3%
4年前 26.7%
5年前 23.3%
6年前 13.9%
7年前 10%
8年前
9年前
10年以上前

01　IOS、ミリングマシン、3Dプリンター

2　DI Primescan、inLab MC X5、DS Core（デンツプライシロナ）
— デジタル機器を用いたインプラントワークフロー

徳島県 すずき歯科
鈴木 温
Atsushi SUZUKI

DX化という大きな波は歯科医療界にも押し寄せており、その変化のスピードは増すばかりである。本項では、おもにデンツプライシロナのデジタル機器を用いたインプラントワークフローにフォーカスし、当院のDX化の現状について報告したい。

まずは当院のシステムを紹介する。ハードウェアとして、デンツプライシロナのCT撮影装置「Orthophos SL 3D」、光学スキャナー「DI Primescan」、5軸ミリングマシン「inLab MC-X5」を使用している。また、シンタリングおよびクリスタライゼーションファーネスは、Ivoclar Vivadentの「Programat CS4」がある。

一方、ソフトウェアとして、デンツプライシロナのX線画像診断ソフト「Sidexis 4」、これにプラグインされたインプラント埋入プランニングソフト「GALILEOS Implant」、CADソフト「inLab CAD Softwere」、オープンタイプ歯科専用CADソフト「EXOCAD」（Dental CAD）がある。

インプラント埋入準備のためのサージカルガイドの製作

口腔内スキャナーから得られたデータはクラウド「Connect Case Center」を介してラボサイドと共有され、テクニシャンがinLab CAD上で上部構造のデジタルワックスアップを行う。このデータとCTから得られたDICOMデータをGALILEOS Implant上で術者がマニュアルでマッチングさせたのち、デジタルワックスアップを基準に埋入計画を立案するとともに、サージカルガイドのドリルホールの位置とガイドキーの大きさを決定する。できあがった計画データを共有フォルダを介してラボサイドのinLab CADに送る。テクニシャンはinLab CAD上でガイドの設計を行い、MC-X5でミリングを行う（図1）。

上部構造の製作

当院のインプラント上部構造はすべてスクリューリテインであり、1歯欠損のケースはアバットメントと上部構造は一体化したものをインプラント体にアバットメントスクリューで固定している。複数歯欠損ではインプラント体にマルチユニットアバットメントを連結し、その上に補綴スクリューでインプラントブリッジを連結する方式をとっている。

光学印象採得は従来の印象用コーピングに代わるスキャンボディをインプラント体または

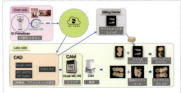
図1　当院における、サージカルガイドの製作イメージ

図2　当院における、DS Coreを用いたインプラントの上部構造の製作イメージ

アバットメントに連結して行う。上部構造をスクリューで固定する位置がインプラントのプラットフォーム上かアバットメント上かにより、それぞれに適応したスキャンボディが用意されている。

光学印象のデータはクラウド「DS Core」を介してラボサイドに送られる。単歯の場合はCADソフト「ATLANTIS 3D Editor」を使ってカスタムアバットメントを設計し、inLab CADでクラウンのデジタルワックスアップを行う。チタンアバットメントの外部のミリングセンターに出し、MC-X5でジルコニアディスクのミリングを行い、焼結してできあがったクラウンをアバットメントにラボサイドで合着し、アバットメントクラウンとして口腔内にネジ止めする。

Special Symposium
特別座談会 1

三世代の
MID-G代表理事が語る
歯科医療の未来像

初代代表理事（現最高顧問）荒井昌海先生、
第二代代表理事（現顧問）和田匡史先生、
そして現代表理事の栗林研治先生にお集まりいただき、
MID-Gのこれまでを振り返るとともに、
これからの歯科医療の未来を予想し、
われわれはその未来にどのような準備をすればよいのかを
話し合いました。

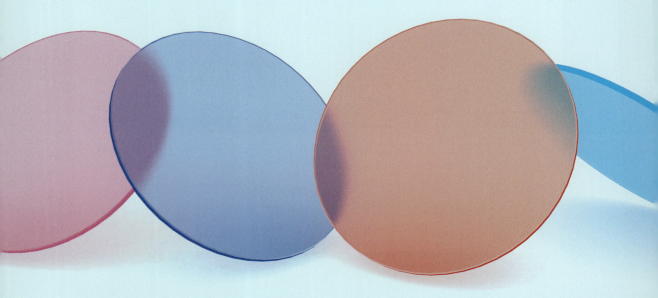

山井　先生方、本日はお忙しいなかお集まりいただき、ありがとうございます。本書の発刊にあたって、MID-G歴代代表理事であるお三方に参集いただきました。本会では、MID-Gのこれまでを振り返るとともに、今後の歯科界の展望などについてお話しいただきたいと思います。司会は山井と白﨑が務めさせていただきます。

白﨑　まずは各任期期間中の出来事について振り返っていただけますか。

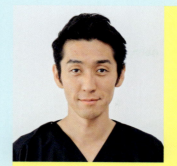

東京都　エムズ歯科クリニック
MID-G最高顧問
荒井昌海　Masami ARAI

マニュアル作りから
自然発生的にできたMID-G

荒井　私が仲間とともにMID-Gを立ち上げてから、およそ13年が経過しました。振り返ってみると、MID-G創設時のキーワードの1つは、「マニュアル」であったと思います。そして、私がマニュアルに注目したのは、趣味であるスキューバダイビングが影響していると思います。スキューバーダイビングを楽しむにはライセンスが必要になりますが、そのライセンスを取得するためのカリキュラムではマニュアルを用いた教育体制が整っていて、とても参考になりました。いろいろなバックグラウンドをもった人たちが受講しますが、マニュアルを用いれば同じレベルに到達できるのです。学歴等はいっさい関係ありません。

山井　歯科医院には歯科医師、歯科衛生士、歯科技工士といった、歯科業界で働くための訓練を受けた者が集まりますので、基本的にさまざまな分野から人が集まることを想定してこなかったように思います。そのため、「誰でも」「同じレベルに」到達できるためのマニュアルを整備するという発想は生まれなかったのではないかと思います。マニュアルを歯科医院運営に用いることは画期的だったと思います。

荒井　マニュアルを整備することは、コンプライアンスの遵守にも繋がります。MID-Gの草創期は、アメリカでコンプライアンスの重要性が叫ばれていた時代でもあります。

白﨑　荒井先生がレギュラーコースで、アメリカのマクドナルドで起こったコーヒー事件の話をされていたことを覚えています。

山井　通称、「マクドナルド・コーヒー事件」ですね。アメリカのマクドナルドで提供されたコーヒーを誤ってこぼしてしまった年配女性が、第3度の火傷を負ったのは注意喚起をしなかったマクドナルドにも大きな過失があるとして訴訟を起こしたとされる事件ですね。結果として、約3億9,000万円の賠償金をマクドナルドが支払う判決が下されました[※]。

荒井　この事件はアメリカではもちろんのこと、日本でも大きな反響がありました。もともと、コーヒーをこぼしたことにより熱傷を負ったことに対する治療費の請求を目的とした裁判でした。しかし、原告側が重傷を実際に負った事実よりも、「コーヒーをこぼしただけで、賠償金目当てに裁判を起こした事件」の代表となったのも事実です。

栗林　コンプライアンスが暴力的に作用した結果として、「既存の訴訟システムが生み出す弊害」ともいわれています。その結果、模倣する人が増えたため、マクドナルドのみならずスターバック

※最終的にはマクドナルドと女性の間で和解が成立してマクドナルド側が示談金を支払っている。金額は非公表。

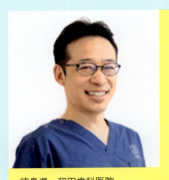

徳島県　和田歯科医院
MID-G顧問
和田匡史 Masashi WADA

スなど多くの企業が「内容物は極めて熱いので注意すること」と記載するようになりましたね。

荒井　もちろん、企業コンプライアンスはとても大事なのですが、それが偏向的になりすぎると暴力的な結果になると思っています。そのような時代背景もあり、誰が行っても一定の成果が出せるようにするためにも、マニュアルを作成して自院に落とし込むことを決めました。患者向けのみならず、スタッフ向けにも時代に応じた就業規則を整備しました。

山井　そのような取り組みのなかで、MID-Gが自然発生的に誕生したのですね。

荒井　私の取り組みについて噂を聞きつけたいろいろな先生方から、マニュアルの導入方法や組織づくりについて相談を受けるうちに、山井先生がおっしゃるように、自然発生的にMID-Gが誕生したのです。

栗林　その当時からしたら、いわゆる「early adapter」というわけですね。

荒井　まさしくそのとおりでした。共感してくれる先生方がいる一方で、広く世の中に受け入れられたとはいえない状況でした。「歯科医院にマニュアルや教育システム、人事制度などのマネジメントなんて要らない。歯科医院には自然に患者は来る」、そのような認識の先生がとても多

い時代に、MID-Gはスタートしたといえます。

和田　私もMID-G創設の初期から参加していたので当時の状況をよく覚えています。歯科医院のみならず医療業界において、マニュアル、教育システム、人事制度などのクリニックマネジメントを語ることは敬遠される、一種のタブーといった雰囲気でした。

栗林　先輩の背中を見て学べという時代でしたね。

「early adapter（アーリーアダプター）」から「early majority（アーリーマジョリティ）」へ

白﨑　たかだか10余年前だと思うのですが、そのような時代だったのですね。和田顧問の任期はどのような期間でしたか。

和田　私が代表理事になって取り組みたかったことは、「early adapter」であったMID-Gを「ealry majority」にすることです（図1）。私自身、クリニックの規模が大きくなるにつれて、勤務医のスタッフ教育に悩まされていました。いままでのように診療だけに集中していればよいという環境ではなくなったのです。そこで、荒井先生と出会い、「学術、教育、経営の三本柱」というコンセプトに共感して、MID-Gに参加しました。

山井　MID-Gは、分院をもつ規模の大きな医療法人であったり、都市部にある歯科医院向けの団体だと思われている節があります。その点についてはいかがでしょうか。

和田　そう思われていることは重々承知しています。しかし、私自身、徳島県の鳴門市という地方で開業しています。分院展開もしていませんし、当時はチェアー台数もそこまで多くはありませんでした。

山井　MID-Gの先生のなかには、チェアー3台で医院運営している先生もいますよね。

栗林　マニュアルやクリニック運営はスタッフ

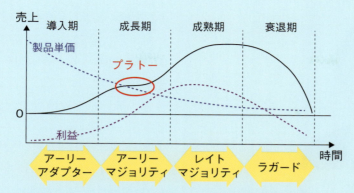

図1 プロダクトライフサイクル。プラトーとは一時的な停滞状態を指す
(https://asu-yoku-laboratory.com/product-life-cycleより引用改変)

が1人でもいれば基本的には必要になってきます。それらは、規模を大きくするための手段ではなく、よりよいクリニックを作るための手段だと考えています。MID-G10則（p.006参照）にある「最大化よりも最適化」といえます。

MID-Gの新たなキャッチコピー

白﨑 栗林先生が代表理事に就任してから、MID-Gのキャッチコピーを変えられました。「医院を創り、医療を創り、国民の健康を創るMID-G」というものです。

栗林 歯科医療は医療現場の上流に位置する医療機関です。超高齢社会における歯科医療の役割はとても重要になってきています。より高品質な歯科医療を提供するためには、まず歯科医院が健全である必要があるのです。

山井 医療は奉仕の側面がある仕事ですので、私たちが荒んだ状態であれば高品質な歯科医療を提供することは難しいですね。

栗林 おっしゃるとおりです。まずは、MID-Gのレギュラーコース、マニュアルコース、事務局育成コースを受講して正しいクリニック運営を学んでもらいたいです。そうすることで、医院は間違いなくよい方向に変化していきます。

山井 私自身の話をさせていただくと、MID-Gを受講したとき、クリニック運営は悲惨な状態でした。スタッフが勝手に帰る、物が紛失する、果てはお金までなくなっていました。いま振り返ったらわかりますが、そのような状態ではよい医療を提供することは不可能だったと思います。

栗林 国民の健康を創るためには、何よりも歯科医院そのものが健全でないといけないのではないでしょうか。そこで、私の代表理事任期期間のキャッチコピーを新しくしました。

コロナ禍がもたらした変化

山井 続いて、ここ数年の歯科界について話題を移させていただきます。和田顧問のときは、何よりも「コロナ」がキーワードになる期間だったかと思います。かなり舵取りを悩まれることが多かったと思いますが、実際はいかがでしたか。

和田 全人類にとって未知のウイルスであったため、当然ながら怖さはありました。「新しい生活様式」という言葉があったように、生活様式が大きく変わりました。でも、歯科医院はどうだったかというと、そこまで大きな変化はなかったのではないかと思います。自動精算機はコロナ禍前より導入していましたし、デジタル化についてもコ

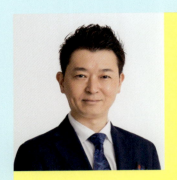

千葉県　栗林歯科医院
MID-G代表
栗林研治 Kenji KURIBAYASHI

ロナ禍になる以前から進めていました。

山井　自動精算機は業務の効率化のために導入していました。ですが、人との直接的な接触を避けるためのツールとして、コロナ禍で脚光を浴びる結果になったといえます。

和田　感染者数に応じてMID-Gの各種セミナーをどのように開催するかという判断は確かに難しいものがありました。でも、コロナ禍になる前からデジタル化を進めていたので、正直大きなトラブルはありませんでした。

いかにしてデジタル化を進めるか

荒井　和田顧問がいま話したように、デジタル化のポイントはそこにあると思います。デジタル化は一気に100％まで行うことはできません。

山井　たしかに「明日からIOS、ミリングマシンをすべて揃えて、予約システム、会計システムをすべてデジタル化してください」といわれても難しいですね。お金の問題ももちろんですが、スタッフが間違いなくパニックになるでしょう。

荒井　クリニックのみならず、どのような企業においても設備投資は企業成長に欠かせません。もちろん、従来の体制で「いまだけ」業務を行うことは可能です。でも、そのような状態を10年後まで持続できないはずです。「空白の10年」を一気に取り戻すための設備投資はできませんし、それを使いこなせる体制を整えることは不可能なはずです。

山井　理想的な設備投資とはどのようなやり方なのでしょうか。

荒井　「少しずつ進めていくこと」だと思います。つねに毎年何らかの設備投資をしてください。いまの世の中では、その設備投資はデジタル関連の機器やシステムになります。この設備投資は、いわゆるDX（digital transformation）の一歩ともいえるでしょう。

和田　アプリケーションの変化を見ていくことはとても大事だと思います。たとえば、私は6年前に初めてIOSを購入し、かなり初期にミリングマシンを購入しています。当時はいまほど精度がよくありませんでしたのでかなり苦戦しました。だからこそ、何が問題でどこに気をつければよいのかということも見えてきました。

山井　1つのデバイスの歴史や物語が抜けてしまっていたら、そのデバイスの理解度も落ちてしまいそうです。

栗林　私は東京都丸の内、千葉県浦安市、大分県国東市にクリニックがあります。スケジュール的に、丸の内クリニックで診療してから飛行機で大分県に移動して、翌日に国東市のクリニックで診療することがあります。

山井　日本の中心から、地方のクリニックで診療するという特殊な環境だと思います。何か違いはありますか？

栗林　患者層の違いがありますね。歯に対する意識が全然違います。だからといって、国東市ではデジタル化しなくてよいのかというとそうではありません。国東市には歯学部のある大学はもちろんありませんし、歯科衛生士学校すらありません。求人がかなりたいへんな現場ですので、いかに

業務を効率化していくかが求められます。そのためには、やはり地方であろうがデジタルデバイスの必要性を実感します。

白﨑　デジタル化は都市部だけのものではなく、地方でも必要な変化だといえそうです。

栗林　そのとおりです。人口減少が著しい時代なので、労働人口はどんどん減っています。国東市のような地方部であっても、デジタル化を推進し、利便性を上げて新しい情報がすぐに手に入るようにしておかなければなりません。

これからの保険診療はどうなる？

白﨑　今後の保険診療についてお聞きしたいと思います。10年後、いまの保険診療体制は残っているでしょうか。

荒井　私は、現在の保険診療体制は残っていると思います。もっと先の未来はわかりませんが、10年という期間であれば間違いなく現状のまま残っていると思います。保険診療のあり方が変わるには10年という期間は短すぎます。変化が起きるのであれば20年という期間がかかると思います。

山井　そうなれば、歯科医院はどのようにしたらよいのでしょうか。近年は、急激な物価上昇、人件費の上昇があります。優秀な人材を確保するためには、それなりの給与を支払う必要があります。

白﨑　香川県にある当院では、給与体系を関西圏と同じレベルまで引き上げました。その結果、優秀な人材が集まりやすくなった実感はあります。

荒井　繰り返しになりますが、保険点数が劇的に変化することは今後まずないと思ったほうがよいでしょう。それなのに、物価や人件費が上昇しています。収入は変わらない、でも出費だけが増え

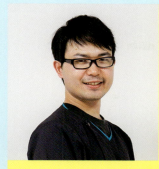

香川県　なないろ歯科・こども矯正歯科クリニック
MID-G理事
白﨑 俊 Shun SHIRASAKI

るという状態です。これを打開するには自由診療による収入を増やすことが必要になるでしょう。

デジタル化はMID-G三本柱の要

和田　先ほど、荒井先生が「定期的な設備投資が必要である」という話をしていました。設備投資をするにはもちろんお金がかかってきます。それができるように、収益も上げることが求められているともいえます。

栗林　MID-Gの三本柱である、学術、教育、経営のバランスが今後ますます求められてきているのです。この三本柱をバランスよく効率化させるツールが「デジタル」だと考えています。学術・臨床にもIOSを始めとしたデジタルツールが必要不可欠な時代となってきました。教育ツールにもデジタルツールが入り込んでいます。いままでは紙のマニュアルであったのが、デジタルのマニュアルに置き換わりました。そして、教育に動画が盛り込まれるようにもなってきました。

山井　最近の受講生のマニュアルは、かなり質が高くなってきましたね。

和田　一昔前は動画を盛り込んだマニュアルはほとんどありませんでした。しかし、いまではほ

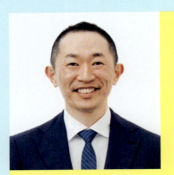

神奈川県　高津デンタルクリニック163
MID-G理事
山井裕生 Hiromi YAMAI

とんどといってもよいくらい、大多数のクリニックがマニュアルに動画を導入しています。

栗林　経営にも多くのデジタルツールがあります。レセコンやアポイントシステムなどが経営を瞬時に可視化してくれるのも、アナログにはないデジタルの強みでしょう。

和田　コロナ禍によって、多少デジタル化は加速しましたが、忘れてほしくないのはコロナ禍前からすでにその流れはあったということです。実は、MID-Gではコロナ禍前から多くの役員がデジタル化を進めていました。だからこそ、総会をいち早くオンライン配信にしたりと、素早く時代の流れに適応できたと考えています。

栗林　そうですね。初めてオンラインで総会をするときは緊張しましたが、いまでは視聴者数が1万人を超える大成功を収めています。

IDS（International Dental Show）から見るこれからのデジタルデンティストリー

山井　2023年のIDSはいかがでしたか？
荒井　MID-G総会でお話ししたように「クラウドとAI」といったまさに節目の年でした（図2）。
白﨑　私は初めてのIDS参加でした。お恥ずかしい話ですが、まったくそのことに気がつきませんでした。新しいIOSが発表されるのかと思っていたのですが、新しいハードは3Dプリンターのみで、その他はなかったように記憶しています。

和田　同じものでも、どの視点から見るかで景色が変わってきます。MID-Gに所属している最大のメリットは、新しい情報に触れることができる点にあります。

荒井　ハードの開発は終わって、これからはソフト開発の時代になったといえます。IOSがこれから劇的に改良されることはないでしょう。事実、現時点でもかなりの精度を出せるIOSが多々発売されています。

山井　「IOSはいつ買ったらよいのか」という質問がよく寄せられるのですが、結論からいえば「いま」なのですね。

荒井　これからは、ハードではなく、ソフトの開発に時間と費用が割かれていきます。いまあるデバイスをどのように拡張性をもたせて使っていくのかが鍵になります。そのための第一歩として「クラウド」が存在します。情報を一元化して、シームレスにさまざまな場所に情報を提供できるような時代に変わってきました。

人口減少と日本の課題

山井　日本は今後、人口減少が進んでいくと

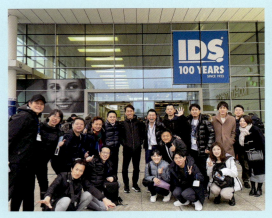

図2　100周年の節目となったIDS 2023

いわれています。みなさま、人口減少に対してどのように思われますか。

荒井　私は日本の人口減少はそこまで気にはしていません。むしろ、適正人数より増えてしまっていた分野においては、本来の適正値に戻ると考えています。人手不足解消のために、おそらくロボットが登場するでしょうし、さまざまなデジタルツールで省人化、無人化が可能になります。それよりも、私はソフトを設計できる人材が日本にいなくなることを危惧しています。

栗林　ソフトを設計できる人材がいなくなるとはどういうことでしょうか。

荒井　IDSが「クラウドとAI」というテーマであったことは先ほど説明しました。つまり、これからはAIなどのプログラミングができる人材が、日本から海外に流出してしまうということです。そもそも、デジタルリテラシーといった教育が日本ではあまり行われていないので、「物は作れるけど、その物を動かすプログラミングがうまく作れない」といった状況になっています。

和田　ChatGPTなどといったAIもかなり衝撃的でした。多くの大企業がOpenAI社に多額の投資を行っており、その期待の高さがうかがえます。たしかに荒井先生がおっしゃるように、そのような環境はまったくといってよいほど日本にありません。今後注目すべき、大きな課題といえますね。

「臨産学官民」の連携を

栗林　私は和田顧問が代表理事のときに理事として運営にかかわっていました。そのときにとくに感じたのが、行政を絡めて物事を進めていくことの大切さです。先ほども保険の話題が出しましたが、保険点数を改定するにはやはり国、行政と連携していく必要があります。そこで、当時の田村憲久厚生労働大臣との対談を実現した

り、SPT制度を整えた田口円裕教授を総会にお招きしたりして、MID-Gは積極的に行政とかかわってきました。私が好きな言葉に「臨産学官民」があります。それは、われわれ医療現場だけではなく、メーカーなどの産業、大学等の学術、行政そして国民が連動しなければよい医療体制はできないという考え方です。

白﨑　MID-Gで開催された新しいコースの「論文執筆コース」は、まさしく「臨」と「学」の連携といえそうです。

山井　年に1回開催する意見交換会は、「臨」と「産」の連携ですね。

栗林　大同団結を掲げているのも、根底はそこにあります。派閥を超えて、真の目的を達成するためには「臨産学官民」の連携は不可欠です。そして、その真の目的とは国民の健康に他なりません。それを実現するためには、何よりも私たちのクリニック自身が健全である必要があるのです。その先にあるのが、私が掲げた「医院を創り、医療を創り、国民の健康を創るMID-G」なのです。

◉

山井　最後になりますが、現代表理事の栗林先生より、読者の先生方へ一言お願いします。

栗林　これからの歯科医院運営には「学術・教育・経営」の三本柱がいままで以上に大切になります。そのすべてを学べる環境が、MID-Gにはあります。そして、それは一度学んだら終わりではなく、定期的にアップデートし続ける必要があります。支部会がその立ち位置にあり、コース受講後もMID-Gと接点がもてて、学びを続ける環境が整っています。大同団結により、ともに「医院を創り、医療を創り、国民の健康を創る」を実践していけたらと思います。

Special Symposium

特別座談会2

100年続く日本最古の
歯科総合メーカー・販社企業

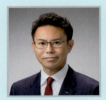

株式会社ヨシダ 代表取締役社長
山中一剛
Kazutake YAMANAKA

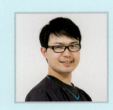

香川県
なないろ歯科・
こども矯正歯科クリニック
白﨑 俊
Shun SHIRASAKI

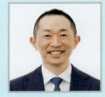

神奈川県　高津デンタルクリニック163
山井裕生
Hiromi YAMAI

白﨑　日本企業で創業100年を超える企業は0.3%といわれています。そのなかで、ヨシダは2年後の2026年に創立120年を超える、日本を代表する歯科企業となっています。

山井　MID-G賛助会員担当の私も、ヨシダにはとても興味がありました。「MID-G10則」というものがあるのですが、そのうちの1つに「100年続く開業を目指す」というものがあります。ただ、私たち歯科医院はあまり世代交代がうまくできておらず、1代で終わる歯科医院が多いように思います。

白﨑　私は現在、沖縄県と香川県にクリニックがありますが、どちらの県でも「かかりつけ歯科医院が突然閉院してしまった」と来院される患者さんが一定数います。

山井　創業100年を超えることはとても難しいことだと思うのですが、山中社長はいかがお考えでしょうか。

山中　創業100年を超える企業が0.3%というのは思っている以上に少ないですね。100年続くことはそこまで難しいことではないと私は感じています。私自身、会社が100年継続した後に社長業を受け継いだので、100年続けようということに意識をしていないのかもしれませんが、私のみならず、先代からの経営陣も同じ意見をもっていると思います。ただ、理念の実現や事業の継承という点については、無意識な状態で目指しているかもしれません。

特別座談会2

山井　それはなぜでしょうか。

山中　吉田製作所を母体とするヨシダグループは、お客様や仕入れ先はもちろんのこと、人を大事にしてきました。私は、とりわけ社員を大事にしたいと思っています。私たちの仕事の業態は多岐にわたります。先生が開業の前であれば工事現場にも行きますし、診療後の打ち合わせにも参加します。土曜日・日曜日に出勤して働かないといけないこともあります。もちろん、すべての社員にできているわけではありませんが、私自身から感謝の言葉を伝えるように心がけています。とくに2011年の東日本大震災、また2020年のコロナ禍を社長として経験することで、社員を大事にする想いは強くなりました。

山井　社員を大事にする風土が昔からあったのでしょうか。

山中　間違いなく創業当初からあったでしょう。実はヨシダグループにはOB会と呼ばれるものがあります。営業出身の方たちが立ち上げたのですが、現在、89歳のヨシダの初代営業マンもOB会を楽しみにしているそうです。ヨシダを退職してからも現場が気になるみたいです。

白﨑　退職してから20年以上経っても働いていた職場が気になるということは、よほど勤めていた企業に愛着心があるのですね。

山中　実際に、社員のご子息が入社してくれるケースもあります。自分が勤めていた会社に自分のご子息を働かせたいと思ってもらえることはとてもうれしいことです。

山井　私が影響を受けた書籍に、塚越 寛 著『いい会社をつくりましょう』（文屋）というものがあります。長野県にある伊那食品工業という会社のお話です。そこでも同じような事例がありまし

た。長野県なので大学では県外に出るけども、就職は長野県に戻ってきて、伊那食品工業に就職する人が多いようです。

山中　私も伊那食品工業の理念に影響を受けた一人です。社員のなかには、当社を退職し、時間を経てまた戻ってきてくれた社員もいます。その理由を聞くと、「たしかに仕事はたいへんだけど一番仕事が楽しく、やりがいがあった職場だったので戻ってきた」と答えてくれました。

白﨑　経営者として、その一言はとてもうれしいですよね。

山中　仕事を楽しんでやりがいをもっている社員が多く、そういった社員を大事にするDNAが当社にはあり、それは間違いなく代々引き継がれてきたと思っています。

「いい歯科医院を共に創りましょう」

山井　ヨシダには、「いい歯科医院を共に創りましょう」というプロジェクトがあります。実は、私のクリニックも「いいクリニックを創りましょう」が理念になっています。先ほどの書籍に大きく影響されています。

白﨑　ヨシダは具体的にどのような歯科医院が「いい歯科医院」だとお考えでしょうか。

山中　スタッフであったり、患者さんであったり、われわれのようなメーカーや代理店、関係者などさまざまな人たちが自然と集まってくる歯科医院だと考えています。具体的にこれをしていれば「いい歯科医院」ということではなく、その結果として人が自然と集まってくる歯科医院が「いい歯科医院」であると考えています。とくにその歯科医院において、私たちの役目は歯科医院を

Special Symposium

支えるインフラをさまざまな業種の人たちとともに創ることにあります。チェアー、CT、レーザー、ハンドピース、アライアンス企業から提供していただいている歯科材料など、さまざまな医療機器を安定供給していくことが最も大事な責務だと思っています。

山井 コロナ禍などで社会情勢が目まぐるしく変わっていますが、その社会変化はどう思われますか。

山中 ヨシダは創業以来、「年輪経営」といわれるような安定成長を続けております。ただ、売り上げや利益の構成費はもちろん異なってきます。最近であれば、Next Visionというデジタルマイクロスコープや、IOSなどのDX関連の商品の割合が増えています。また、「アクションゲートシステム」という、医院の生産性を向上させられるプラットフォームも提供させていただいております。時代に合わせて中身を変えていく必要はもちろん大事だと考えています。

白﨑 ヨシダ自身が進めているDXはどのようなものがありますか。

山中 いままでは各営業所に窓口があったのですが、いまはコンタクトセンターを上野本社内に設置して業務を集約、効率化しました。また、リスキリングの考えのもと、社長である私はもちろん、年配の役員や社員全員が国家資格でもあるITパスポートを受験する取り組みをしています。若い世代だけに任せてしまいたいと思う気持ちもありますが、ChatGPT等のテクノロジーが激変していく世の中なので、会社全体でデジタル化へ対応すべきと考え、社員全員で学び、一歩ずつ成長していくことを重要視しています。

山井 時代に即した教育というものが必要になりますよね。効率化も大事ですが、私は社員の「幸せ」と「生産性」はセットで考える必要があると考えています。社員の「幸せ」が上がれば必然的にクリニックの生産性も上がると思います。

山中 まさしくそのとおりだと思います。そもそも医療を「生産性」という物差しで評価してもよいのかという問題もあります。しかし、企業である以上、生産性はもちろん大事ですが、それ以上に社員の幸福も忘れてはなりません。弊社の理念は、一言で表現するとHealth＆Happinessです。社員の幸せこそが企業の生産性を向上させると信じています。

第15回Dental Next Action 特別講演会＆特別懇談会【学校教育で歯と身体を予防で守る、スポーツ歯科の未来】

白﨑 2023年10月9日に、第15回Dental Next Action特別講演会＆特別懇談会【学校教育で歯と身体を予防で守る、スポーツ歯科の未来】が開催されました。私としては久しぶりにリアル参加のセミナーで楽しみにしていました。

山井 私もです。結論からいうととても面白かったです。歯科医師のみならず学校の先生、管理栄養士、トレーナーなどさまざまな職種の方々が参加されており、ヨシダが考える「いい歯科医院」に人が集まるという考え方が体現されているセミナーだったのではないでしょうか。

山中 今回はドイツ在住の宮川順充先生がわざわざドイツから駆けつけてくれました（図1）。宮川先生はサッカー日本代表の遠藤 航選手のマウスピースを作製されています。その活動は遠藤選手の所属していたチームの選手からも依頼が来るほどです。さらに、今回は、歯科メーカーが主催するイベントとしては珍しく小・

特別座談会2

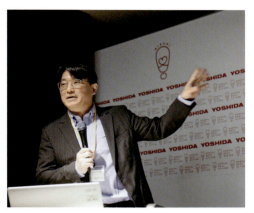

図1　宮川順充先生

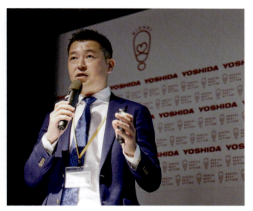

図2　栗林研治先生

中・高等教育の教育者やスポーツ指導者をお呼びすることにしました。私としては、マウスピース市場は、もっと広がっていくという信念をもっており、日本の一般生活者にも、もっとその必要性、有効性を知ってほしいと考えて企画しました。

山井　マウスピースは本当に奥が深いですよね。さまざまな可能性が示唆されていますが、まだまだそれを裏付ける証拠がないのが現状です。それを選手と試行錯誤しながら形を作っている様子は感動を覚えました。私たち歯科医師の仕事の幅は、きっと私たちが想像している以上に広いと改めて実感できました。

白﨑　ランチョンセミナーのお弁当企画も面白かったです。管理栄養士さんが、試合後の遠藤選手にお弁当をもたせるのならという題目でお話をしてくれました。私自身、プロバスケットボールチームのスポンサーでもあるので、とても興味深かったです。選手の過密日程も踏まえて献立を考える、国外に行くときは日本食を手軽に摂れるような工夫をするなど、本当に選手のために考えられていることが理解できました。

山井　実際にそのお弁当を食べながらお話を聞けたのも面白かったです。歯科医院のなかで管理栄養士が栄養指導をしますが、実際に食べるものが目の前にあるのとないのとでは、患者さんの興味の度合いもまったく、違うのではないでしょうか。

山中　途中、栗林代表理事にも管理栄養士の働き方という題目でお話をしてもらいました（図2）。きっとこれからの歯科医院には管理栄養士さんのニーズがもっともっと高まっていくのではないでしょうか。早期から管理栄養士を採用しているMID-Gの先生方の先見の明はさすがです。2024年3月20日には宮川先生に再度弊社にご来社してもらい、終日新しいマウスピースの製作方法などを含めたご講演をしていただき、たいへん好評でした。

MID-G理念
〜医院を創り、医療を創り、
国民の健康を創るMID-G〜

白﨑　荒井最高顧問から始まり、和田顧問、栗林現代表理事にバトンが引き継がれ、MID-Gの理念が新しくなりました。それが「医院を創り、医療を創り、国民の健康を創るMID-G」というものです。

山中　とても素晴らしい理念だと思います。私自身、荒井先生を始めMID-Gの先生方には大きな影響を受けています。

山井　MID-Gはそれらを実現するために「学術・教育・経営の3本柱」を掲げています。そのなかでもMID-Gはとくに教育に力を入れています。最高の歯科医療を提供するためには何よりもやはり、教育が大事ではないでしょうか。

白﨑　私は開業する直前にMID-Gを受講したので、開業してすぐにマニュアルなどがある状態でした。山井先生はいかがですか。

山井　私のクリニックはお恥ずかしながら、まったく教育ができていませんでした。スタッフが勝手に帰る、物がなくなる、お金がなくなるなど本当にたいへんな状況でした。そのようななかで、MID-Gとのご縁があり、クリニックを立て直すことができた次第です。そこで教育が最も大事だと感じたのです。教育の目指すところは、「価値観」を変えることではないでしょうか。

山中　企業の理念などの価値観を正しく伝えていくのは本当に難しいですね。

山井　スタッフの価値観を変えていくことが私たちの使命であり、スタッフの新しい価値観が患者さんの価値観を変えていくきっかけになると思います。ひいてはそれが、国民の健康を創ることに繋がっていくのではないでしょうか。

白﨑　ヨシダは、社員にどのように理念などの価値観を伝える工夫をされていますか。

山中　日々の仕事のなかで、理念やビジョンを意識できるように仕掛けをしています。たとえば昨年、元サッカー日本代表キャプテンの吉田麻也選手に上野本社へお越しいただく機会がありました。吉田選手には、レジリエンスが強く

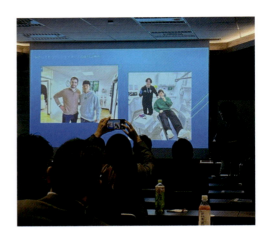

なるリーダーシップ管理職研修をしてもらいました。また全国から中途採用者も本社に集まり、歯科業界で働くことの重要性や仕事の楽しさ、苦労などを座談会で話してもらいました。

山井　2023年のIDSの懇親会でも吉田選手が登場して驚いたのを覚えています。

山中　これも社員教育やリスキリングの一環ですが、歯科業界で働く人からだけではなく、世界で戦ってきた吉田選手のような人から学ぶことはとても多いと考えています。また、同じことを話すにしても、若い世代に影響力のある人物に話をしてもらったほうが伝わりやすいと考えています。このように、ヨシダはMID-Gと同様に教育にとても力を入れています。

次世代の教育スタイル

山井　私たち歯科医師からみると、ヨシダの代表的製品としてNext Visionが思い浮かびます。Next VisionについてMID-Gのランチョンセミナーでお話ししてもらったのですが、「教育」がキーワードだったことを覚えています。

特別座談会2

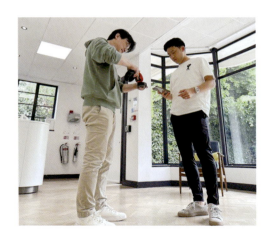

山中　いままでの歯科治療は、術者が見ている世界を他のスタッフが見ることはなかなかできませんでした。それは、歯科医師のみならず歯科衛生士などすべての職種全般にいえることかと思います。

白﨑　その気持ちは本当にわかります。僕は根管治療がとても苦手でした。しかし、いまはセミナー受講やトレーニングを繰り返して得意になりました。その原因を考えると、根管治療では上級医の術野がまったくといってよいほど見えないのです。繊細な処置であるにもかかわらず、その手元がまったく見えないので何をしているのかがわかりませんでした。

山井　大学病院での研修のときも見ているふりになっていることは、正直、多々ありました。

山中　Next Visionを使用することで、術者がいま何をしているのかがモニターに表示されます。もちろん、その画面を録画できるので、後から振り返ることも可能になります。

白﨑　マイクロスコープとはどのように違うのでしょうか。

山中　Next Visionは決してマイクロスコープと対極にあるものではありません。もちろん、微細な構造は時としてマイクロスコープのほうが見やすいこともあるでしょう。事実、ヨシダはマイクロスコープも販売しています。しかし、マイクロスコープを導入するにあたっては術者の技量が伴う必要がありますが、Next Visionは熟練の歯科医師だけではなく、歯科衛生士やアシスタントスタッフなど、誰もがスマホのように簡単に直観的に使うことができるマイクロスコープとして好評を得ております。

山井　マイクロスコープを初めて使用したときは悪戦苦闘したことを覚えています。また、拡大視野のためラバーダムの使用がなければ唾液が術野に入ってくる、患者が嚥下により動くなど、視野を維持しておく難しさもあります。

白﨑　当院もマイクロスコープは法人全体で6

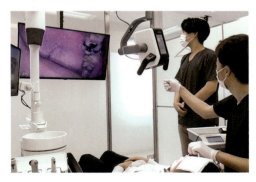

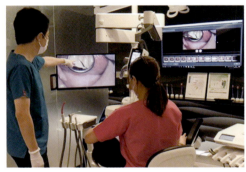

027

台ありますが、歯科医師も歯科衛生士も導入当初は苦戦しています。歯科医師は頑張って習得しようとする人が多いですが、歯科衛生士は学校で触ったこともないものを習得しないといけないと思い、就職を敬遠されることもあります。

山中　Next Visionはマイクロスコープとルーペの中間に位置するといえます。おっしゃるとおり、マイクロスコープを使うには技術を要します。しかし、Next Visionであれば導入した日からすぐに使うことが可能になります。何より、マイクロスコープが向かないような症例、たとえば難抜歯やスケーリングなどは、Next Visionで術野を鮮明に記録できます。

白﨑　それはとてもうれしいです。当院はマイクロスコープしか保有していなかったので、インプラント手術などを録画できませんでした。勤務医が増えたことにより、教育機会が増え、さらに勤務医の成長により、高度な治療を教える必要も出てきました。マイクロスコープの録画のみならず、全体像がわかりやすい動画や気楽に使えるツールは、とてもありがたいです。また、歯科衛生士が予防業務で活用するのはもちろん、昨今流行っているアライナー矯正や歯周病治療、小児歯科での活用等、Next Visionを購入した先生がさまざまな臨床で使っていることにわれわれも驚いています。また、患者さんへの詳細な説明、精密な治療や予防をしていくことを心掛けていること対し、深い尊敬の念をもっております。

山井　教育の最終ゴールは「価値観の変容」にあるのではないでしょうか。それは、広い意味でいうのであれば歯科医院におけるスタッフのみならず、患者さんにもいえることです。スタッフであれば仕事に対する意義・価値観の変容、患者さんであれば口腔内における価値観の変容といえます。

山中　その価値観の変容のためには、Next Visionはふさわしいのではないでしょうか。Next Visionは撮影した動画をその場で患者さんに見せるだけでなく、その場にいるスタッフにも見せることが可能です。いま取り組んでいるのは、その動画をクラウドにアップして、アクセス権のある人であれば、どこでも好きなタイミングで見ることができるシステムの構築です。

山井　2023年のIDSの振り返り、荒井最高顧問がMID-G総会で「クラウドとAI」と総括していました。その流れにあるのでしょうか。

山中　今後、AIはますます発展すると思います

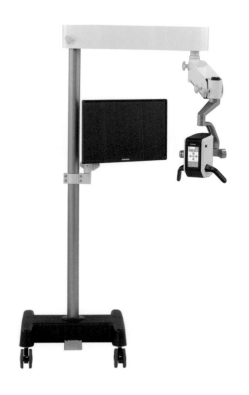

し、さまざまな情報はクラウドに集約していくと考えています。その情報をどのように使用するのか、また日本企業として、日本人の健康と笑顔の実現のためAIとの共創社会の実現、個人情報管理などのセキュリティ対策をしっかりとクラウド社会で構築していくことが、今後の課題ではないでしょうか。また、弊社としても、G-Shareというクラウドサービスを発信していく予定です。ぜひ、ご期待ください。

これからの日本における歯科界の未来

白﨑　山中社長はこれからの日本の未来はどのように変化するとお考えでしょうか。

山中　ヨシダは歯科医師の先生の思いに寄り添っていく"共創"というスタンスをもっています。日本歯科医師会やMID-Gのような日本の歯科医療界を引っ張っている組織などの先生の思いに寄り添い、歯科医療の現場と経営を支えるパートナーとして少しでも役立てるような、認められる企業になりたいと思っています。あらゆる歯科医療従事者から認められないと、共創することはできません。つまり、千変万化していく時代において、先生が目指す未来を共に創っていける企業に進化していきたいと考えております。

山井　本日の対談で、ヨシダがなぜ100年以上も継続しているのかがわかったように思います。

山中　繰り返しになりますが、「いい会社」には「いい人」が集まります。「いい会社を創る」ために、ヨシダはそのためにまず"人"、"人間力"を大事にしています。確かに、これからの時代は変化のスピードが加速すると思いますが、大事なものは変わりません。

白﨑　変化のスピードはもちろんですが、コロナ禍などといったまったく予測できないことが起こっています。歯科医院経営者としてもとくにコロナ禍初期は、日本がどのように変化していくのかとても怖かったことを覚えています。

山中　私たちは現在、コロナ禍などの未知の恐怖と向かい合っています。「新しい生活様式」という言葉が登場したように、まったく予想していなかった未来が訪れています。でも、創業時の先代はもっと激動の時代を生きていたのではないでしょうか。第一次、二次世界大戦、関東大震災など何もかもが根底から変わる時代を先代の社長は乗り越えてきました。

山井　そう考えると、118年の歴史は予想できなかった歴史の繰り返しといえそうです。

山中　人を、人間力を大事にする。ヨシダのDNAはそれに尽きます。人を大事にすることは、これからの歯科医院経営においても変わらないことではないでしょうか。人が集まる「いい歯科医院」を先生とともに創るお手伝いをしていきたいと考えています。そして、私たちヨシダ自身も、少子高齢化と人口減少のなか、歯科医院のインフラを支えることができる「いい人たち」が集まってくる「いい会社」を目指していきたいと思います。

YOSHIDA

より伝わる、学べる、臨床教育

Nextvision
ネクストビジョン

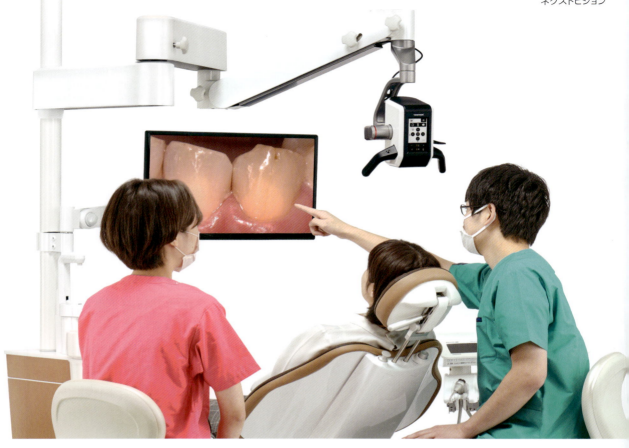

■ネクストビジョンの製品特徴

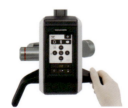
簡単操作

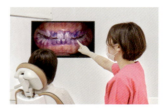
歯科衛生士活用 患者説明

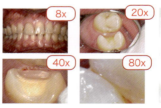
4K高画質 最高倍率80倍

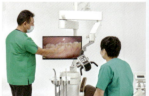
スタッフ教育

オンライン説明会 大好評実施中！

ネクストビジョン　特設
ネクストビジョン特設サイトを検索し、オンライン説明で申込み

担当者より、メールまたはお電話で接続方法などをご連絡いたします

Nextvision

ネクストビジョン特設サイト：https://pickup.yoshida-dental.co.jp/nextvision▶

■一般的名称：可搬型手術用顕微鏡、手術用顕微鏡、架台式手術用顕微鏡、歯科口腔内カメラ（一般／特管／設置）　医療機器届出番号：13B1X00133000079
■製造販売元：株式会社吉田製作所（東京都墨田区江東橋1-3-6）　販売元：株式会社ヨシダ

Chapter 1

注目の最新器材

01 IOS、ミリングマシン、3Dプリンター

1 アンケート分析

香川県　なないろ歯科・こども矯正歯科クリニック
白﨑 俊
Shun SHIRASAKI

MID-G Point

1	IOSを導入している歯科医院は多い ・ほとんどの役員が所有（92.9%） ・自費率50%未満の医院（79.1%） ・自費率40%未満でIOSを導入している役員は55.7%
2	IOSを購入する場合、アライナー矯正治療を導入している（97.6%）
3	IOSを2台以上所有することになる可能性が高い（73.7%）
4	1台目のIOSはiTero（アライン・テクノロジー：51.3%） もしくはデンツプライシロナ（38.5%）
5	2台目はデンツプライシロナのIOS ※1台目と2台目は順序が反対でもOK
6	2台以上所有している施設でiTeroとデンツプライシロナ所有は85.0%
7	2台目の購入タイミングは1台目購入後、平均約1年半
8	2台以上所有するときはアライン・テクノロジーとデンツプライシロナ両方ある状態がよい
9	2台以上所有しているクリニックはミリングマシンを所有（85.2%） デンツプライシロナで構築が85.7%
10	ミリングマシンを購入するのであればファーネス所有（89.2%）
11	3Dプリンターの所有はまだ先でよい（25.6%）
12	歯科技工士を採用する（61.0%）
13	歯科技工士の性別は男女比50%
14	歯科技工士の年齢は20〜40代が80.7%
15	常勤歯科技工士は84.6%

データ解析総論

歯科医療現場におけるデジタル化が進んでいるなか、MID-G役員のIOS所有率はなんと92.9%となった。このように、ほとんどのMID-G役員はIOSを所有していた。

そして、所有台数は2台所有している施設は40%が最も多く、次いで1台所有している施設は27.5%である。複数台所有している施設は実に72.5%に上る。これからの時代、IOSを所有することは必然となる時代がくることが予想される。

IOSはいままでは、自由診療においてのみ使用可能であった。そこで、自由診療割合を調べると自費率40～50%が27.9%と最も多く、次いで30～40%が23.3%、20～30%が18.6%となり、自費率が50%未満のクリニック数は79.1%となった。

IOSを所有しており、アライナー矯正を行っているクリニックは100%であり、IOSを所有するにあたってアライナー矯正を行うことはとても重要であると思われる。

IOSを購入したタイミングを調べてみると、3年前に購入したクリニックが33.3%と最多であり、3年以内に購入されたクリニックは43.5%となった。なお、5年以内に購入したクリニックは81.9%である。

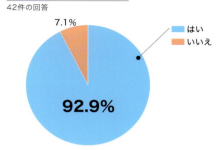

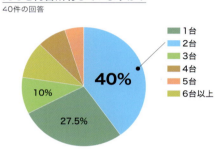

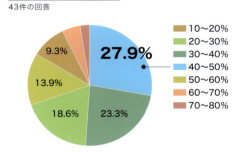

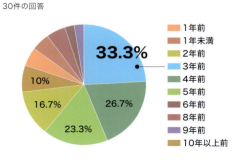

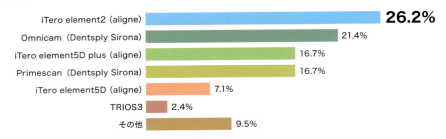

1台目に購入したIOSを分析したところ、iTero（アライン・テクノロジー）が約50％と最も高く、デンツプライシロナのIOSが約40％とそれに次ぐかたちになった。各機種でみるとiTero element2が26.2％、Omnicamが21.4％、Primescanが16.7％の順となった。

1台目のIOS満足度は満足、どちらかといえば満足を合わせると63.4％となり、どちらかといえば不満と答えた先生は12.2％となった。満足度は高いといえる。

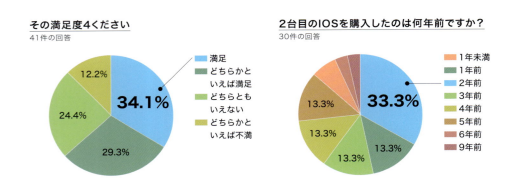

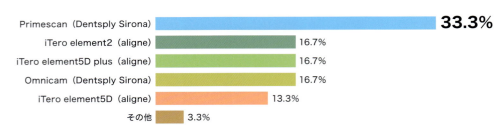

034 ● Chapter 1　注目の最新器材

1台目から2台目にIOSを増やすまでの平均期間は1.66年であり、1台目を購入してから1年半後には2台目を購入する施設が多いことがわかる。2台目のメーカーはデンツプライシロナが50%、アライン・テクノロジーも46.7%と同じ割合となった。機種としてはPrimescanが33.3%と最も多い。なお、85%のMID-G役員がデンツプライシロナとアライン・テクノロジーのIOSを同時に所有している。

　IOSを2台以上所有しており、ミリングマシンも所有している施設は85.2%であり、IOSを1台所有でミリングマシンを所有している施設は3施設に留まっている。
　また、ミリングマシンを保有しており、ファーネスも所有している施設は89.2%である。このことから、IOSを2台所有する際にミリングマシンも購入し、院内で補綴物製作ができる環境を整えていることが推測される。2台以上保有しているMID-G役員の60%が歯科技工士を雇用しており、院内のデジタル化が促進されている背景がみてとれる。特徴的なのは、男女比は完全に同等であり、20〜40代の歯科技工士が80%とデジタル歯科技工を任せるには若手の歯科技工士のほうが適応力が高いことが考えられる。
　3Dプリンターに関しては所有しているMID-G役員は25.6%に留まり、まだまだこれからの分野であることがわかる。

栗林コメント

歯科医院DXのはじめの一歩はIOSから！

　デジタルデンティストリーの代表格はなんといってもこのIOSといえるでしょう。MID-Gの実に90%以上の役員がIOSを導入しています（未購入の役員も購入手続き済み）。IOSは自費補綴のためのツールという印象が強く、自費率が極端に高い歯科医院向けと思われているかもしれません。しかし、MID-G役員を分析すると、役員の80%が自費率50%未満であり、半数の役員は自費率が40%未満です。つまり、自費率が極端に高くなくてもIOSを導入している役員は多いことがわかります。
　IOS導入役員の特徴としてアライナー矯正を導入している点があります。アライナー矯正を導入することで診療の幅が広がるといえます。しかし、アライナー矯正は導入のハードルは高くはないものの、しっかりとした学習が必要になるので、MID-Gデジタルコースなどで学んでください。このようにIOSの使用頻度が増えると1医院にIOS1台では間に合わず、複数台所有する役員が増えてきます。そうなると、歯科技工士も雇用することで、より効率化した診療体系を構築することができます。DXのはじめの一歩はなんとい

ってもこのIOSなのではないでしょうか。

デジタルスタートアップコースの勧め
　MID-Gには学術、教育、経営の3本柱があります。デジタルデンティストリーの流れが加速する時代背景を鑑みて、従来の「レギュラーコース」「マニュアルコース」のみならず、「デジタルスタートアップコース」が設立されました。
　本コースではデジタルデンティストリーの基礎を幅広く学ぶことができます。アライナー矯正の基礎、IOSの原理から使用方法、3Dプリンターの活用法まで、多岐にわたるデジタルデンティストリーを学ぶことができます。
　いままでの歯科医療は、大学や学会が主導して発展してきました。しかし、環境の変化が加速している昨今は、企業主導で変革が起きています。どの製品がよいのか、企業が提唱している情報が正しいのかなどを自分の目で見て、自分で判断する必要が出てきました。まずは、本コースを受講して基礎知識をしっかりと学んでもらえたらと思います。

01 IOS、ミリングマシン、3Dプリンター

2 DI Primescan、inLab MC X5、DS Core（デンツプライシロナ）
――デジタル機器を用いたインプラントワークフロー

徳島県　すずき歯科
鈴木 温
Atsushi SUZUKI

　DX化という大きな波は歯科医療界にも押し寄せており、その変化のスピードは増すばかりである。本項では、おもにデンツプライシロナのデジタル機器を用いたインプラントワークフローにフォーカスし、当院のDX化の現状について報告したい。

　まずは当院のシステムを紹介する。ハードウェアとして、デンツプライシロナのCT撮影装置「Orthophos SL 3D」、光学スキャナー「DI Primescan」、5軸ミリングマシン「inLab MC-X5」を使用している。また、シンタリングおよびクリスタライゼーションファーネスは、Ivoclar Vivadentの「Programat CS4」がある。

　一方、ソフトウェアとして、デンツプライシロナのX線画像診断ソフト「Sidexis 4」、これにプラグインされたインプラント埋入プランニングソフト「GALILEOS Implant」、CADソフト「inLab CAD Softwere」、オープンタイプ歯科専用CADソフト「EXOCAD」（Dental CAD）がある。

インプラント埋入準備のためのサージカルガイドの製作

　口腔内スキャナから得られたデータはクラウド「Connect Case Center」を介してラボサイドと共有され、テクニシャンがinLab CAD上で上部構造のデジタルワックスアップを行う。このデータとCTから得られたDICOMデータをGALILEOS Implant上で術者がマニュアルでマッチングさせたのち、デジタルワックスアップを基準に埋入計画を立案するとともに、サージカルガイドのドリルストップの位置とガイドキーの大きさを決定する。できあがった計画データを共有フォルダを介してラボサイドのinLab CADに送る。テクニシャンはinLab CAD上でガイドの設計を行い、MC-X5でミリングを行う（図1）。

上部構造の製作

　当院のインプラント上部構造はすべてスクリューリテインであり、1歯欠損のケースはアバットメントと上部構造が一体化したものをインプラント体にアバットメントスクリューで固定している。複数歯欠損ではインプラント体にマルチユニットアバットメントを連結し、その上に補綴スクリューでインプラントブリッジを連結する方式をとっている。

　光学印象採得は従来の印象用コーピングに代わるスキャンボディをインプラント体またはア

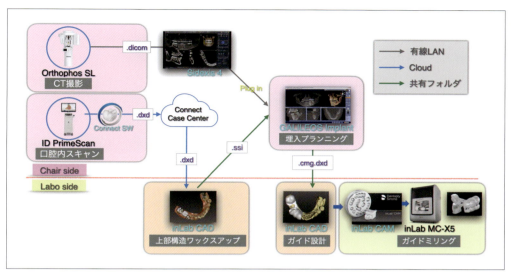

図1　当院における、サージカルガイドの製作イメージ

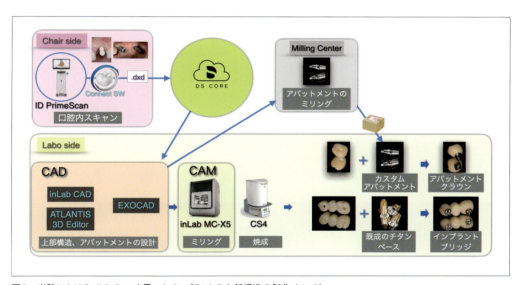

図2　当院における、DS Coreを用いたインプラントの上部構造の製作イメージ

バットメントに連結して行う。上部構造をスクリューで固定する位置がインプラントのプラットフォーム上かアバットメント上かにより、それぞれに適応したスキャンボディーが用意されている。

　光学印象のデータはクラウド「DS Core」を介してラボサイドに送られる。単冠の場合はCADソフト「ATLANTIS 3D Editor」を使ってカスタムアバットメントを設計し、inLab CADでクラウンのデジタルワックスアップを行う。チタンアバットメントのみ外部のミリングセンターに外注する。MC-X5でジルコニアディスクのミリングを行い、焼結してできあがったクラウンをアバットメントにラボサイドで合着し、アバットメントクラウンとして口腔内にネジ止めする。

ブリッジの場合は、上部構造に組み込まれる既成のチタンベースに適合するブリッジのみをCADソフト「EXOCAD」でデザインし、ラボサイドでチタンベースと合着する（図2）。
　審美領域における上部構造は歯肉縁下のカントゥアが非常に重要となる。上記のシステムによってプロビジョナルの3Dの縁下形態をスキャンしたデータをアバットメントの設計に利用することにより、最終補綴の形態に簡単にトランスファーできるようになった。図3はこのようにして作られた上顎中切歯のモノリシックジルコニアの上部構造である。
　以上のようなDX化により、チェアータイムの短縮、上部構造製作時間の短縮、埋入精度の向上など、術者、患者ともに大きな恩恵にあずかることができるようになった（図4）。今後ともさらなるDX化に取り組んでいき、時代の流れに遅れないようにしたいと考えている。

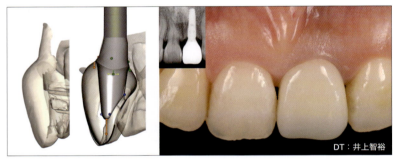

図3　49歳、女性。当院におけるデジタルワークフローによって対応した症例

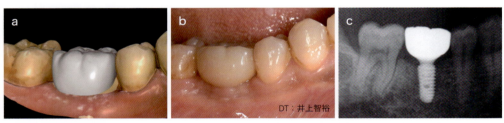

図4　42歳、男性。術前のデジタルワックスアップ（a）と、術後に装着した上部構造（b）、デンタルX線写真（c）

01 IOS、ミリングマシン、3Dプリンター

3　DWX (ROLAND DG、DG SHAPE)
──デジタルラボの作り方

愛知県　医療法人社団躍心会　やくし歯科・矯正歯科
鬼頭広章
Hiroaki KITO

デジタルラボについて

　躍心会グループ（当法人）として合同会社Delightを2021年に立ち上げた（**図1**）。デジタル技工に特化したラボで、「Dental＝歯科、Light＝光」を掛け合わせて作った社名である。また、Delightには喜びという意味もある。歯科に光をもたらし、クリニックや患者さんに喜びを与えることができるように、という意味がこめられている。

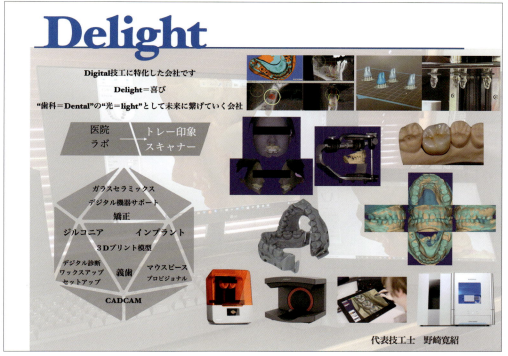

図1　合同会社Delight

デジタルラボの優位性

　デジタルラボは、歯科技工士の3Kといわれる「きつい、汚い、危険」や「帰れない、給料が安い」を解決することができる大きな可能性をもっている。

まず、「きつい、危険、帰れない」は器械のオートメーション化によって、かなり改善できるようになった。危ない仕事は器械が行ってくれ、ただ時間がかかる単調作業も器械が文句ひとついわず行ってくれる。「汚い」に関しても、データによる作業なので、クリーンな環境で仕事を行うことができ、歯科技工士の感染予防にも繋がる。

また、データのやり取りなので、ドクターと離れていてもPCやスマホを介して、素早く密にコミュニケーションを取れ、時短に繋がる。

省人化とリモートワーク（図2）

歯科技工士学校への入学者数の減少、離職率の高さといった要因から歯科技工士が減少している昨今、新しい働き方を提供することが必要不可欠であり、われわれの使命ともいえる。ここでキーポイントとなってくるのが、省人化とリモートワークと考える。当社の機材選定や、コンセプトを考えるうえでも重要なファクターである。

技工物デザインがデータ上で行えるようになったことで、在宅ワークやスポットで仕事を行えるようになった。クラウドでやり取りすることで、配送や通勤などの時間短縮、または遠方にいる歯科技工士の雇用にも繋がる。

当社はミリングマシーンにDWXを採用しているが、こちらの最大の特徴はディスクを6枚セットできるため、歯科技工士が作成した補綴デザインを大量にミリングすることが可能で、省人化に大きく貢献している。実際、これらを駆使して当社でも在宅でデザイン、ラボでステイニングや研磨を行うなど、作業によって働く場所を選択できる体制が整っている。

このように、さまざまな働き方を提供できることもデジタルラボの大きなアドバンテージとなる。

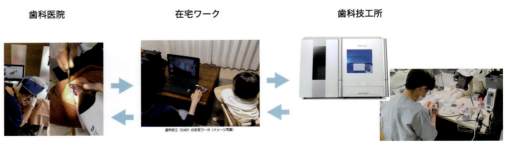

図2　省人化とリモートワークのイメージ

ラボを設立する際に「どのようなコンセプトで運営していくか」を機材の選定基準としていくとイメージがしやすいと考える。なお、図3の機材の比較をぜひ参考にしてほしい。

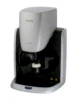 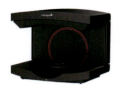

- 精度がいい 2.1μm
- スキャン速度が遅い 1min
- 咬合器につけたままスキャン可能
- 重量感ある
- 年間ライセンス料なし
- スキャン途中の中断が可能

- 精度がいい 4μm
- スキャン速度が早い 9s
- 咬合器につけたままスキャン可能
- コンパクト
- 年間ライセンス料あり
- 歯牙に関係なくスキャン可能（コピーデンチャー が可能）

- 精度がいい 5μm
- 本模型対合バイトを同時にスキャン 1min
- スタイリッシュ
- 年間ライセンス料あり
- 歯牙に関係なくスキャン可能
- 蓋が閉まるため安全

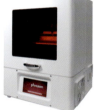 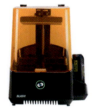 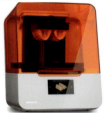

SONIC 4K / SLASH 2 / Form 3B

- 精度がいい
- ソフトが使いやすい
- 早い
- エンジニアの対応がいい
- 水洗レジンが使える
- エラーが多い
- レジン種類が少ない

- 精度がいい
- 何よりも早い
- レジンの種類が多い
- 自動レジン投入
- 制御システムが優秀
- 海外製

- 精度がいい
- 早い
- レジンの種類が多い
- 自動レジン投入
- 海外製
- 取り外しやすい
- 国内初の歯科用プリンター

図3　機材の比較

今後の歯科技工士の在り方

　私たち歯科医師が仕事をしていくうえで、パートナーである歯科技工士の存在は必要不可欠である。歯科医師に対等に意見を言える立場であるべきであり、そうすることでより質の高い仕事ができることに間違いはない。

　そして、私たちにとって必要不可欠である歯科技工士の社会的地位の向上を心から願っている。デジタルラボの方向性が歯科技工士にとっても光や喜びとなるよう、これからも前に進み続けていきたいと思う。

01 IOS、ミリングマシン、3Dプリンター

4 Pick up①：デンツプライシロナが描く未来

デンツプライシロナ株式会社
代表取締役社長
Juan Rodighiero
フアン・ロディギエロ

千葉県　栗林歯科医院
栗林研治
Kenji KURIBAYASHI

　MID-G代表の栗林より、デンツプライシロナ代表取締役社長Juan Rodighiero氏にデンツプライシロナの思い描く未来について質問しました。

Q1　デンツプライシロナはどのような会社なのか、改めてコンセプトを教えてください。

　デンツプライシロナ（以下、弊社）はミッションカンパニーです。そのミッションは大きく以下の3つの要素で構成されています。
①患者さんの笑顔と健康を創造する
②顧客と一緒に日本の歯科医療を支えていく変革を起こす
③ヘルスケアカンパニーとしての企業である
　これらは弊社の重要なアイデンティティです。将来のアクションを決める際はこのミッションに合致するか、ヘルケアカンパニーにふさわしいかを考えます。

Q2　近年、IOSが臨床に広く取り入れられるようになりましたが、Primescanの立ち位置とはどのようなものなのでしょうか。

　CERECが"One visit treatment"を実現する歯科用CAD/CAMとして誕生して来年で40年で、いまも研究・開発が続けられています。そのため、Primescanにおいては、スキャンの真度・精度が向上するとともに、フルマウスのデータ取得に求められるスピードも実現しています。一方で、誰でも容易に扱える簡便さも兼ね備えており、非常に高いレベルに到達しているといえます。
　近年はニーズの多様化により、ポートフォリオが拡大され、あらゆる診療の入り口としてIOSが活用されていますが、Primescanはさまざまな診療に耐え得るテクノロジーをもちあわせたIOSといえるでしょう。

Q3　現在、非常に精度のよいIOSが各社から発売されていますが、今後、さらに精度は向上していくのでしょうか。

　今後もあらゆる治療において、IOSは診療のデータ採得の入り口となるため、

カメラの精度向上が求められていくでしょう。そして、これからは高精度なデジタルデータをどのように活用するかが鍵となります。実際、院内ワークフローの効率化やあらゆる診療への応用、コネクティビティ等が求められており、これらのニーズに対応でき得る「拡張性」や、ビッグデータによる技術の蓄積・構築といった「発展性」が、未来の診療として発展することを期待します。

Q4 デジタル化、DX化について、どのように考えていますか。

　昨今の人口減少に伴い、歯科医師やコ・デンタルスタッフ、歯科技工士の不足が顕著であり、課題解決のためにデジタル化による変革が必要です。なお、デジタル化とは情報提供の方法を変え、効率化や均質化が図られることだと考えます。情報がオープンにされることにおいて、弊社のイノベーションの中心には、デジタルクラウドプラットフォーム「DS Core」があります。DS Coreをオープンシステムにすることで、多様な情報の一元管理が可能になります。

　さまざまなデジタル情報は、統合・加工することでその真価を見出します。1つのデータを眺めているのではなく、弊社製品のみならずすべての会社のデータを統合することでイノベーションは加速すると考えています。

Q5 今後、「クラウドとAIの時代」がくると感じておりますが、どのように考えていますか。また、現在、どのような製品・サービスを開発されていますか。

　これから起こるであろう歯科医療の環境変化に適応するためには、全世界共通のトレンドである「クラウドとAI」の導入は必須であり、今後、発展するしょう。

　弊社にはデジタルクラウドプラットフォーム「DS Core」があります。ハードウェアやソフトウェア、治療器具等の多くの製品群をもつ弊社だからこそ成し得る、医療の変革の中心にはDS Coreがあり、現在、製品の研究・開発の半分以上をクラウドプラットフォーム分野に注力しています。

Q6 最後にこれからの展望を教えてください。

　弊社はダイバース・カンパニーとしての強みがあります。つまり、ある特定の商品に特化するのではなく、いろいろな製品群を所有しているということです。

　弊社は歯科医院全体の構築ありきで、さまざまな製品の開発を進めています。ハードはIOS、ミリングマシン、CT、チェアーなど、治療に関しては歯科矯正、インプラント、歯内療法など多岐にわたります。そうして、歯科医院の治療全体に変革をもたらし、統合されたワークフローで顧客とともに日本の歯科医療を支えていきたいと考えています。

次世代の扉を開ける「Prime Solutions」とは

千葉県　栗林歯科医院
栗林研治
Kenji KURIBAYASHI

分野問わず、世界のデジタル技術の進化は目覚ましく、そのスピードは年々加速している。歯科領域においても"デジタルデンティストリー"が謳われて久しく、従来の方法からデジタルへ置き換わる分野も増えている。デジタル化された各ソリューションは、運用上の簡便さ、精度、スピードには目を見張るものがある。一方で、歯科におけるデジタル化は、機器ごと、ソリューションごと、メーカーごとという制限付きの場合が多く、"シームレスで効率的なワークフロー"の観点から見ると、患者さんへの治療に集中できる環境とは言い難い。また、各デジタル機器とのコネクト、取り扱いにおいてもその検証はなされていないのが現状である。

その問題を解決すべく、デンツプライシロナは2023年4月、「Prime Solutions」を発表した。この新ソリューションを構成するのは、歯科用クラウドソリューション「DS Core」を中心とし、IOSの雄、「Primescan」、ラップトップ型「Primescan Connect」および歯科用3Dプリンティングマシン「Primeprint Solution」、そしてすべての診療を下支えするデンツプライシロナのCT機器である。

Prime Solutionsを構成するこれらデバイスは、すべての歯科医療従事者がシンプルかつ使いやすいクラウドプラットフォームで情報のコネクティビティーを体感することができるため、医院に診療領域の拡大をもたらすことは想像に難くない。以下、具体的に紐解いていく（図1〜4）。

①チェアーサイド・ワンビジットトリートメント（通院1回の即日治療）

CERECシステムは、歯髄保護という目的において30年以上、そのコンセプトに変わりはない。現在、口腔内スキャナー「Primescan」とチェアーサイド加工機「Primemill」を組み合わせれば、ラミネートベニアから大臼歯ジルコニアクラウンまで、さまざまな選択肢を高精度かつ高速で、しかも即日に提供することが可能である。

②デジタルインプラントソリューション「Simplant」、「CADCAMアバットメント」

デンツプライシロナのデジタルインプラントロジーは、インプラント埋入計画から、最終補綴物の作製まで、完成されたフローがすでに確立されている。既存の各種ソフトウェア、専用WebサイトをDS Core上に集約予定であり、よりスムーズなワークフローと包括的な治療を実現する。

③デジタル矯正ソリューション「SureSmile」

アライナー矯正「SureSmile」は、前述のインプラントソリューション同様に、DS Core上へ各種ソフトウェア、Webページを移行予定。DS Coreに集約された各種患者情報をもとに、より高度で包括的な診断や患者コンサルテーションおよび治療を可能とする。

④メディカルグレード 3Dプリンター「Primeprint」

これまでの歯科用3Dプリンターの課題は、複雑なプロセスを要し、効率性や安全性の欠如、煩雑な後処理工程などが取り沙汰されてきた。Primeprintにおいては、「簡素化」「効率的」「クリーンで安全」をコンセプトにワークフローを一新した。3Dプリンター「Primeprint」および後処理装置「Primeprint PPU」で構成され、3Dプリント・洗浄・光硬化までをオートメーション化し、これまでの課題を克服している。

●

このようにPrime Solutionsは、さまざまな分野のデジタルソリューションを横断的に網羅し、各診療領域の拡張を図る、まさに次世代の扉である。しかしながら、本ソリューションにおいて入口ともいえる最も欠かせない情報はCTデータではなかろうか。P.46ではデンツプライシロナが果たすCT機器の役割とその必然性について解説する。

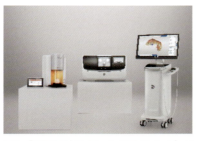
図1 「CEREC」チェアーサイドラインナップ。スキャナー「Primescan」、加工機「PrimemillII」、ファーネス「SpeedFire」

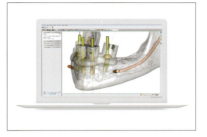
図2 Simplantソフトウェア

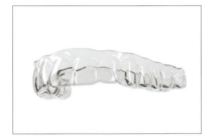
図3 SureSmileアライナー

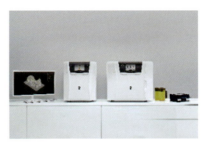
図4 3Dプリンター「Primeprint」と後処理装置「Primeprint PPU」

DS Coreの秘めた可能性

千葉県 栗林歯科医院
栗林研治
Kenji KURIBAYASHI

IDS変換期に登場したDS Core

2023年のIDSは大きな変革ポイントとなった。いままでは、IDS開催ごとに登場していた最新IOSがデジタルデンティストリーの進化を遂げていた。しかし、今回はいずれの会社においても最新IOSの発表はなかった。私を含め、IDS初参加の先生方はとくに期待外れのIDSと感じたのは事実である。そんななか、2023年度MID-G総会で荒井最高顧問が今回のIDSを「クラウドとAI」と講評したのである。これまではハードの発表だったのに対して、今回からはソフトの発表にシフトしたのだった。

そのなかでも一際目を引くクラウドはデンツプライシロナのDS Coreで間違いない。DS CoreにはX線写真、口腔内写真、IOSなどさまざまな情報を集約させることが可能になる。その情報にいつでもアクセスできるので、海外では専門医への紹介がよりシームレスになることが期待されている。残念ながら日本ではまだまだ専門医へ患者を紹介する状況は少ないが、患者情報データをURLで患者本人に送ることが可能になる。これにより患者がいつでも自分のデータを確認できるようになり、たとえば治療相談であればデータを元に家族と自宅で相談できることも想像できる。

このように、データが歯科医院間、歯科医師間のみならず、歯科医院と患者間でもシームレスにやりとりができるようになった。

Googleのストレージを使用する意味

DS Coreの最大の特徴は、何よりもGoogleのストレージを使用していることである。ここからは私の希望的観測も含むが、GoogleにはVision AIという画像診断AIが存在する。DS Coreに大量の患者情報を集めることで、それがクリニックのビッグデータとなり、AI画像診断に繋がるのではないかと期待している。

このように、DS Coreには私たちが想像する以上の未来が待っている可能性があり、これからがとても楽しみなクラウドである。

CTから始める
デジタルデンティストリー

徳島県　和田歯科医院
和田匡史
Masashi WADA

デジタルデンティストリーのスタートはIOS？　それとも……

　歯科医師が対象とする疾患は、おもに歯や歯周組織といった硬組織が中心となり、その硬組織の診断にはX線写真撮影が不可欠となる。従来はパノラマX線写真とデンタルX線写真が主たるものだったが、CT撮影料が保険点数に導入されたこともあり、CTによる画像診断が普及しているように思う。当院もインプラント治療を行っていたことから、早期にCTを導入し活用していた。また、IOSもCEREC Omnicam（デンツプライシロナ）発売当初から導入しており、こちらも早期の段階で活用している。IOSを購入した当初は補綴物の作製のための印象ツールといった使い方がほとんどであった。

　しかし、最近はIOSとCT、IOSとCTとフェイススキャンなどさまざまなデジタルデバイスで取得したデジタルデータとマッチング可能となっている。何よりもIOSとCTデータをマッチングすることで、インプラントシミュレーションがより精度の高いものになった。もちろん、CTデータのみでインプラントシミュレーションは可能だが、補綴物が多いと金属のアーチファクトで歯が見えにくかったりする。また、ガイデッドサージェリーを行うためのガイド作製の妨げとなることもあった。わざわざ石膏模型を作製して石膏模型とCTデータをマッチングすることもある。

　しかしながら、IOSとCTデータを直接マッチングさせることで、口腔内を確認した状況でのプランニングができるようになった。IOSデータを使用して欠損補綴のシミュレーションであったり、その補綴物を主導としてインプラントポジションのプランニングも行えるようになったのである。

シームレスなデジタルワークフローを実現するために

　当院はデンツプライシロナのIOS製品を導入していたが、CTは別会社のものを導入していた。そのため、シームレスにデータのマッチングが行えず煩わしさがあった（おのおののデータを取り出し、別のプラットフォームでマッチングしていた）。その作業はとても煩わしく、診療行為にもっと集中できないものかと思案していた。

　煩わしいこともあってか、サージカルガイドの使用頻度は思ったように上がらなかった。そのようななか、CT機器がちょうど耐用年数を過ぎていたこともあり、当院もデンツプライシロナのCT機器を導入し、IOSと変換言語を統一した。

　その結果、CEREC Primescanで取得したデータ、CTデータをシームレスでマッチング可能になり、私たち歯科医師が診療に専念できる環境ができあがりつつあるように感じる (図1)。

　デンツプライシロナのCTを導入することで、IOSとデータの変換言語が統一されて精度が上がり、データ移行の煩わしさから解放され、時間短縮にもなる。結果的に使用頻度が上がり、若い勤務医のインプラントプランニングや手術へのハードルが格段に下がることでスキルアップ、症例の増加に繋がった。矯正治療への応用も始まっている。DS Coreの登場により、この流れはさらに加速すると考えている。

●

　CTをX線の機材という捉え方以外に、内部スキャナーというイメージで捉えている。歯科疾患の診断およびプランニングにはX線写真は必要不可欠であり、そのデータなくして治療は行えない。さまざまなデジタルデータをマッチングして、プランニングおよび診断を行うことが可能になってきた。その際に、CTデータなくしてプランニングは難しいのではないか。デジタル化のスタートとしてIOSが思い浮かぶが、実はX線機器がデジタルデンティストリーの出発点ともいえる。

　とある講演会で荒井最高顧問が「デジタルデンティストリーを行っていくにあたり、何から導入したらよいですか」という質問に対して、「CT機器から導入してください」と答えていた。IOSがまだまだ普及する前のセミナーだったので、私はその真意を理解

できていなかった。それが、昨今のさまざまなデジタルデバイスの登場で、各デバイスで取得したデジタルデータをマッチングできるようになり、その真意がやっと理解できたと思う。

　デジタルデンティストリーのスタートは、実はCTであるともいえるだろう。

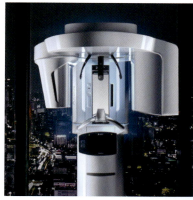
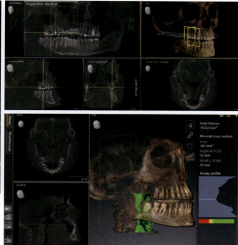

図1　デンツプライシロナが提供するデジタルワークフロー

> デンツプライシロナ社員のコメント

デンツプライシロナCTの特長とその拡張性

　デンツプライシロナのCT最大の特長として、ソリューション連携の幅が広いことが挙げられます。インプラント治療ではPrimescanのデータをSICAT implantを介してIOSデータとCTデータをマッチングさせることにより、精度の高いインプラント治療のプランニングが可能になります。加えて、ミリングマシンのCEREC Primemillを活用すればインプラントガイドのCEREC guideも院内で製作が可能となります。

　さらに、潜在患者が2,000万人を超えるといわれる睡眠時無呼吸症候群にアプローチするツールとして、SICAT Airを搭載できます。デジタルデータの特徴である情報の再現性を最大限に活用し、治療前後の効果判定に加え、患者説明ツールとして活用でき、治療を円滑に進められます。これは歯や口腔内の健康のみならず、全身の健康に繋がる医療を患者さんに提供する糸口となり得るでしょう。

　CT画像によって、歯や顎骨の状態だけではなく、気道や顎関節の状態を把握することでインプラントや矯正治療を含む、歯科のあらゆる治療を支援することが可能となります。

047

02 アライナー矯正

1 アンケート分析

香川県　なないろ歯科・こども矯正歯科クリニック
白﨑 俊
Shun SHIRASAKI

MID-G Point

1	アライナー矯正をしている役員は94.4%
2	ワイヤー矯正をしている役員は88.2%で、ワイヤー矯正のみをしているのは2役員のみ。矯正治療をしていない役員はいなかった
3	アライナー矯正のみで、ワイヤー矯正をしていないのは2施設
4	アライナー矯正を導入した年数は5年以上の施設が53.3%と過半数を上回り、3年目の施設が29.4%と次いだ
5	ワイヤー矯正も行っている施設はすべてワイヤー矯正の経験が5年以上であった
6	使用しているアライナー矯正はインビザラインが100%であった Sure Smile、アソアライナーを使用している施設もあるがごく少数であった
7	最も使用頻度が多いアライナー矯正はインビザラインが82.4%であり、インビザライン Goが11.8%であった
8	アライナー矯正をしている役員の86.7%がIOSでスキャンをしている
9	アライナー矯正の年間症例数は10〜20症例が43.7%と最多であり、20〜30症例が25%であった
10	ワイヤー矯正(成人)の年間症例数は10〜20症例、20〜30症例がいずれも33.3%と最多であり、30症例未満の施設が66.6%となった
11	アライナー矯正の勉強の仕方は、「セミナー」と「書籍」となった
12	アライナー矯正の金額は80万円以上が最も多かった

データ解析総論

　アライナー矯正をしている役員は94.4%と大多数のMID-G役員が日常診療に導入している。インプラント治療と同様に一般開業医においてもアライナー矯正は必要なスキルになるといえそうである。

　アライナー矯正のみをしている施設は2施設であり、アライナー矯正をしている施設の大多数はワイヤー矯正と併用しながら矯正治療をしていることがわかる。

　アライナー矯正を導入してから5年以上の歯科医院は53%であり、5年未満の歯科医院は47%であった。ワイヤー矯正をしている施設の100%が5年以上の矯正治療の実務経験があった。アライナー矯正を行うにあたってはワイヤー矯正の知識があったほうが導入しやすいといえるだろう。

　アライナー矯正、ワイヤー矯正の両方を行っている施設では、その選択基準として治療の難易度が最も多く、次いで抜歯の有無が多かった。また、アライナー矯正で治療を始めたがワイヤー矯正に変更したことがある施設は53%となった。必ずしもアライナー矯正単体では理想の治療結果が得られないことも示唆されており、ワイヤー矯正における最低限の知識・技術は必要である。

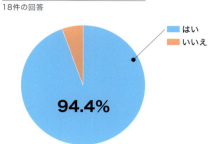

アライナー矯正はしていますか
18件の回答

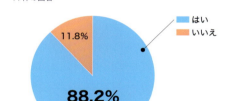

ワイヤー矯正はしていますか
17件の回答

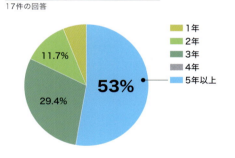

アライナー矯正をして何年ですか
17件の回答

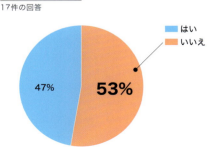

アライナー矯正をしていたが、ブラケット矯正に変えたことがある
17件の回答

アライナー矯正の満足度は平均7.9点と高い傾向にあった。年間症例が10〜20症例の施設の満足度は7.1点であり、症例数が多い施設ほど満足度が高くなる傾向があった。これは、知識や技術が身につくことにより満足度の高い治療が行いやすくなってきていると考えられる。AIなどのデジタルテクノロジーに任せっきりにするのではなく、術者の修練が必要であることも推測される。

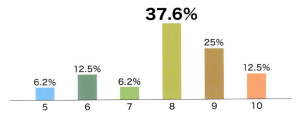

アライナー矯正の満足度
16件の回答

　アライナー矯正の勉強ツールとしては、「セミナー」と「書籍」が挙げられた。導入にあたっては、やはりセミナー等に参加して最新の知見を学ぶことが大事である。

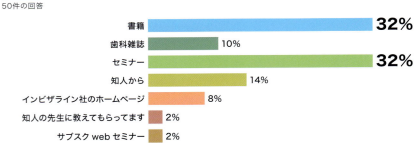

アライナー矯正を何で勉強しますか（複数選択可）
50件の回答

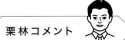

栗林コメント

アライナー矯正でさらなるクリニックの発展を

　ほぼすべてのMID-G役員がアライナー矯正を導入していることがわかります。アライナー矯正を導入して5年未満の施設が約半数であり、導入して年数が浅いMID-G役員も多数います。
　アライナー矯正を導入してもワイヤー矯正をなくした医院がないことも特筆すべきことです。症例の難易度によっては従来のワイヤー矯正を選択するMID-G役員が多いです。AIなどのデジタルテクノロジーに任せっぱなしではなく、歯科医師の判断のもと適応症を選ぶ必要があります。また、これから、歯科医師が勉強する必要があるトピックといえるでしょう。
　MID-Gにおいても「デジタルコース」でアライナー矯正を1日で学ぶことができ、クリンチェックを実際に練習できます。ぜひ参加して、アライナー矯正導入のきっかけにしてください。

使用しているアライナー矯正は、SureSmile、インビザライン、インビザラインGo、アソアライナーが挙げられた。最も使用頻度が高いものはインビザラインが82.4％で次いで、インビザライン Goが11.8％だった。インビザライン社が94.2％を占める結果となっている。

また、アライナー矯正を行っている施設の86.7％はIOSで口腔内をスキャンしている。アライナー矯正を活用するためにはIOSは必需品といえる。

アライナー矯正の年間症例数をみると、10〜20症例が43.7％、20〜30症例が25％となり、年間症例数が30症例未満は68.7％を占める結果となった。複数医院を展開している歯科医院が年間100症例を超えるアライナー矯正を行っていた。

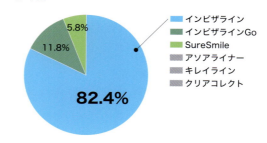

上記のうちで最も症例数が多いものはどれですか
17件の回答

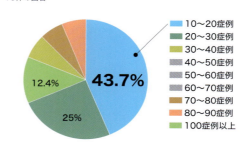

アライナー矯正（成人）の年間症例数を教えてください
15件の回答

MID-G デジタルコース

従来のカリキュラムに実習を追加！

　今後、必須となる歯科医療のデジタル分野における実践的なスキルを身につけ、歯科医療の未来を学べる。MID-G デジタルコースは、歯科医療における最新のデジタル技術を学び、実践的なスキルを身につけたい方のためのコース。従来のカリキュラムに加え、本年度からは実習も含まれるようになった。

実習内容

- クリンチェック実習：
  - デジタル矯正治療計画ソフト「クリンチェック」を用いた治療計画の作成
  - 荒井講師によるクリンチェックのデモンストレーション
- IOSの撮り比べと、フェイススキャンとのマッチング：
  - 光学印象採得装置を用いた歯型の採取
  - 異なる機種のIOSを比較
  - フェイススキャンとのデータマッチング
- 3Dプリンタによるデンチャー作製とサージカルガイドの作製：
  - 3Dプリンタを用いたデンチャー作製

・インプラント治療のためのサージカルガイド作製

これらの実習を通して、実際の臨床現場に即した経験を積むことができる。また、最新のデジタル技術を実際に操作することで、知識をより深く理解できる。

こんな先生にお勧め

●歯科医療におけるデジタル技術を基礎から学びたい

●さまざまなデバイスの将来性や拡張性を知りたい

●デジタル機器によって、何ができるのかを知りたい

●どのように医院をデジタル化していけばよいかわからない

デジタルコースで学べること

●歯科医療におけるデジタル技術の基礎知識　　●CAD/CAM

●アライナー矯正　　●フェイススキャン

●口腔内スキャナー　　●3Dプリンティング

●クラウド　　●インプラント治療

カリキュラム

●第1回　アライナー矯正とクリンチェック実習

・400時間の受講内容を5時間に凝縮

アライナーシステムの特徴とその治療計画の立て方について、荒井最高顧問が受講した400時間の内容を5時間にまとめて供覧する。

●第2回　IOSの活用とクラウド

・スキャナーの取り比べとCAD実習

これからは、IOSをどのように臨床活用するかが問われる。さまざまな種類のスキャナーを一堂に集め、その性能を撮り比べながら今後のIOSの可能性を共有する。

●第3回　3Dプリンターが広げる臨床の可能性

・プリントモデルの精度を実習

初診時にIOSでスキャンさえしておけば、3Dプリンターを用いることで、すぐにTEKが作製できる。プロビジョナルレストレーションの精度も高く、コストも非常に安く作製可能となる。第3回では、サージカルガイドやコピーデンチャーも含め、3Dプリンターで広がる臨床の可能性について供覧する。

受講料

44,000円（税込）

デジタルコース推薦文

医療法人英歯会　三国丘歯科クリニック　山本英樹

『いま、20年前にタイムスリップしたとして、スマホとガラケーの会社のどちらに投資するかって聞かれたらどうしますか？　間違いなくスマホの会社に投資しますよね。私はそれと同じレベルの確信をもって、いますぐに口腔内スキャナーを導入すべきだと考えてます。今後、歯科医療のデジタル化がどんどん進みます』

これは、2022年デジタルコース第1期のなかで荒井昌海先生がおっしゃった一言です。私はその言葉を信じ、すぐにIOS（CEREC Primescan）とミリングマシーン（CEREC MCX）を導入しました。いまでは私の日常の診療は、Primescanなしでは成立しないほど重宝しております。また、私以上に、若いスタッフはデジタル機器となじみがよく、印象材、石膏から解放された清潔なタッチパネルのデジタル業務に大喜びしています。

また今後の保険改定ではIOSによる光学印象も保険算定に加わるという噂もあります。歯科医療のデジタル化は、もはやデジタル化がよいとか悪いとか、好きとか嫌いとかという問題ではなく、時代の流れとして避けようがない事象になってきています。まさに、デジタルコース第1期で荒井先生が予言していたことが、現実となってきています。

しかし、一方で、デジタル機器はさまざまなメーカーから多種多様な製品が発売されており、また価格も非常に高額であり、何を、いつ、どのタイミングで買えばよいか躊躇するのも事実だと思います。また、購入したもののどういう風に使いこなせばよいのか迷いがあるユーザーも多いのではないでしょうか。デジタル機器を導入すればそれだけでうまくいくというものでもありません。それぞれのデジタル機器の特徴を押さえ、また適応症例を選び、上手く使いこなせるようになれば、その効果はわれわれの労働生産性を格段に向上させるものになります。

MID-Gの先生方は、ドイツのIDS（国際デンタルショー）に現地参加されたり、イスラエルのアライン・テクノロジーを直接視察されたりと、実際に現地に足を運ばれて最新の情報を得ています。私たちより歯科の未来が見えています。また、イノベーターとして歯科業界の先陣をきってデジタル機器を導入され、多くの知識、技術、経験を蓄えています。私たちより先に数年間にわたり蓄えられたMID-Gデジタルデンディストリーの知見を、デジタルコース3日間で濃縮して効率的に吸収できることは極めて価値が大きいと思います。

MID-Gデジタルコースは、何を導入すればよいかわからない、どのように運用すればよいかわからない、もっと活用したいなどの迷いや不安のあるみなさんにぜひ受講してほしいです。デジタルコースの理論に基づいた情報に触れ、系統だった講義を受講した後には、目の前の迷いや不安がすっきりと晴れわたり、正確な地図を渡されたかのように自分の進むべき方向が見えてくると確信して、お薦めさせていただきます。

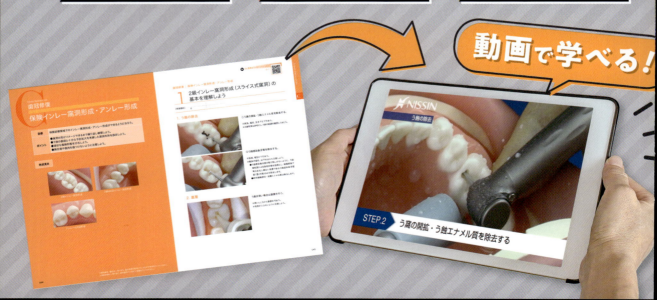

好評発売中！

GP臨床トレーニング BOOK & MOVIE
テキストと動画で学ぶ歯科治療の羅針盤!!

[監修・執筆] 荒井昌海 MID-G顧問／医療法人社団 翔舞会 エムズ歯科クリニック
[制作協力] 株式会社ニッシン／MID-G

---

1 歯周治療・歯内療法 編
まずは歯周治療のベーシックからスタート

歯周治療では、口腔内写真撮影の基本からFGGやCTGのような歯周外科までまんべんなく取り上げ、歯内療法の分野では一般的な根管治療のコツから歯根端切除術まで、保険診療で必要なスキルを中心にまとめました。とくに外科臨床を学ぶときには模型だからこそわかりやすいことがたくさんあると思います。「刊行にあたって」より

CONTENTS

歯周治療
- 口腔内規格写真撮影の基本（ベーシック／5枚法）
- スケーリング・ルートプレーニングの基本
- SRP・歯周ポケット搔爬の基本
- 暫間固定の基本 他

歯内療法
- 歯内療法の基本
- 歯内療法
- 支台築造

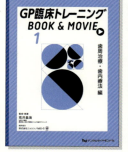

A4判・192頁・オールカラー　本体8,000円+税

---

2 歯冠修復 編
保険と自費の形成の違いも学べます

歯冠修復では、臨床で最も多いレジン充塡と形成の基本となる手技に関してまとめてあります。学生時代にファントム実習で行っていたことを、臨床家になった視点から再度研修すると、必ず違う気付きがあります。また、いまさら人に聞けない基礎的なことの確認にもなると思います。「刊行にあたって」より

CONTENTS

歯冠修復
- 窩洞形成
- CR修復
- 保険インレー窩洞形成・アンレー形成
- 自費インレー窩洞形成・アンレー形成
- 支台歯形成
- 保険支台歯形成
- 自費支台歯形成
- ラミネートベニア形成

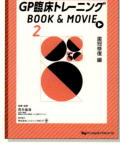

A4判・172頁・オールカラー　本体8,000円+税

---

3 口腔外科・義歯・インプラント 編
歯科治療のオールラウンダーになろう

口腔外科では、一番の基本は縫合だと思っています。これはあらゆる外科手技の要だと思っていますので多めに取り上げています。義歯においては、基本的な流れの確認からクラスプ交換やT-condのコツをまとめてあります。インプラントでは、基本的な治療の流れを中心にソケットリフトやサイナスリフトの要点についてまとめました。「刊行にあたって」より

CONTENTS

口腔外科
- 縫合の基本
- 埋伏歯抜歯の基本
- 分割抜歯・水平埋伏歯の抜歯の基本
- 骨隆起除去の基本

義歯
- 義歯印象・咬合床の製作
- 義歯の修理
- 義歯の粘膜調整・リベース
- リライニング

インプラント
- 口腔インプラントの基本
- ドリリング
- サイナスリフト
- ソケットリフト

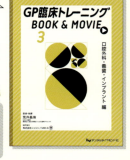

A4判・124頁・オールカラー　本体6,500円+税

02 アライナー矯正

② インビザライン（アライン・テクノロジー）

広島県　医療法人社団　河底歯科・矯正歯科
河底晴紀
Seiki KAWASOKO

　近年、至るところでDXが叫ばれているが、矯正治療の分野においてもデジタルイノベーションが大きく関与して、いままでマルチブラケットを用いて矯正治療を行ってきた歯科医師も、インビザラインをはじめとするアライナー型矯正装置による治療を無視することができなくなってきた。審美的、機能的に歯並びを改善するという共通の目標は変わらないのだが、歯を動かすメカニズム、動かす順番、治療計画の立て方など従来のマルチブラケットによる矯正治療とは異なるものである。

　アライナー型矯正装置のトップシェアであるインビザラインを製作するアライン・テクノロジーは現在5,500億円以上の収益があり、売り上げの10%を開発研究費に充てている。矯正歯科分野においてこれだけの開発費を投入している企業は他になく、多くの特許を所有しており他社の追随を許さない。また、インビザラインで治療を行っている患者は世界中に1,400万人以上いるといわれており、これだけの矯正治療に関するビッグデータを保有している企業は他にはない。インビザラインのクリンチェックにおいては80%はAIが関与しており、20%の部分を人が関与している。AIが担当する部分は今後比重が大きくなっていくものと思われる。アライナー型矯正装置の分野においてインビザラインは圧倒的なアドバンテージがあるので、当院におけるアライナー型矯正装置はインビザライン一択である。

　インビザラインの登場によってGPの歯科医師においても矯正治療へのハードルがかなり下がったのではないだろうか。パソコン上で治療計画のシミュレーションを組み立てた後、ワンクリックでインビザラインが医院に届く時代になった。しかしながら、インビザラインはどんな歯並びでも治せる魔法の矯正装置ではない。インビザラインにおいても顔貌写真、側面頭部X線規格写真を撮影してセファロ分析など通常の矯正治療と同様に検査を行った後、矯正の診断をしっかりと考える必要がある。診断はあくまで歯科医師が行うので、当院では患者さんがインビザラインでの治療を希望したとしても、インビザラインに適応しないケースの場合はインビザラインではなくマルチブラケット装置による治療を行っている。インビザラインは、従来であれば抜歯矯正であったケースを歯列弓の拡大や臼歯部の遠心移動、IPRなどを併用することで非抜歯で治すことができたり、補綴と矯正における包括的治療において詳細な歯の動きを行うことができる点において有利に感じた。

　インビザライン治療の難しさは、セミナーインストラクターによりクリンチェックの方法が

異なることである。クリンチェックでは3Dコントロールの使い方、クリンチェックのコメントによる歯の動かし方の指示、インビザライン特有の歯の動かし方などを、セミナーや書籍などにより知識と経験を重ねていきながら治療のレベルを向上させていく必要がある。また、インビザライン以外の補助的に使用する装置（顎間ゴム、アンカースクリュー、MSE、カリエール）などを利用して工夫しながら効率よく治療していくことも大切である。

インビザラインで留意する点は、iTeroで口腔内スキャンをして処方箋を提出し、戻ってきたクリンチェックがすべて正しいということは少ない。何度もクリンチェックを修正しながら実現性の高い歯の動きを考え、インビザラインの治療を進めていくことが大切である。いずれにせよ、インビザラインによる治療を行ううえで、iTeroは必須のアイテムとなっている。

iTeroを利用することのメリットを示す。

① 従来のように印象材を用いて印象を行うのではなく、上下歯列を口腔内スキャンすることで短時間にデジタルデータを取り込むことができる。
② 撮影した画像を使って歯肉の状態、う蝕の有無、咬合状態、歯ならびなど口腔内の状況を視覚的に説明できる。
③ アウトカムシミュレータープロでは、矯正治療前の現状と矯正治療後の予測した歯ならびをAIを用いて顔貌も含めて視覚的に患者さんに見せることができる。
④ 撮影したデータはクラウド上に保管されているので、パソコン、タブレットなどネットが繋がる環境であれば、いつでも閲覧することが可能である。
⑤ アライン・テクノロジーは口腔内をスキャンするiTero、歯科専用CADソフトであるexoxadを所有しているので、矯正から補綴まで幅広く治療計画を立てられ、その治療計画を基に治療まで行うことができる。スマートアーキテクトを利用すると、患者さんのスマイル顔貌から前歯部の補綴物を視覚的に治療計画を立てることも可能となった。

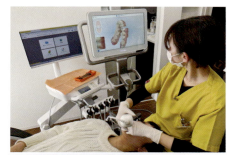
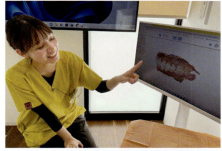
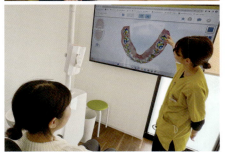

図1　当院ではインビザラインにかかわるデジタルやAIを活用している

今後も歯科治療においてデジタルやAIが積極的に活用され、飛躍的に進化していくことを期待している（図1）。

02 アライナー矯正

3 Pick up②：iTeroのもつ魅力に迫る

インビザライン・ジャパン株式会社
iTeroマーケティング責任者
千葉悠助
Yusuke CHIBA

千葉県　栗林歯科医院
栗林研治
Kenji KURIBAYASHI

栗林　今回、MID-G理事のメンバーに、現在、保有している口腔内スキャナーのブランドで、何が多いのかアンケートを取りました。このアンケートは定期的に行っていますが、前回に引き続きアライン・テクノロジーのiTeroエレメントが保有率No.1のスキャナーでした。

そこで、アライン・テクノロジー（日本での法人格はインビザライン・ジャパン）の千葉様をお招きして対談形式で、iTeroエレメントの歴史、魅力について、お伝えできればと考えております。

iTeroはアライン・テクノロジーが買収したこともあって、インビザライン矯正の症例提出用の口腔内スキャナーというイメージが定着していますよね。私もそのようなイメージをもっていましたが、実はそうではないと聞きました。

千葉　iTeroは前身のCadent社（1994年創業）が開発した口腔内スキャナーです。2003年にリリースされた初代iTeroは補綴用のスキャナーとして欧米各国で発売され、米国においては当時のデンツプライシロナをしのぐ販売数を誇っていました。もともとCadentは営利企業ではなく研究機関でしたので、世界各地の研究者とデータをオープンにやり取りするために、データをクラウドベースでやりとりするオープンプラットフォームに主眼をおいていました。いわば、世界発のクラウドベースのオープンプラットフォーム口腔内スキャナーといえるでしょう。そういった背景もあり、iTeroはまさに補綴用のスキャナーであるということなのです。

栗林　なるほど。2003年に補綴用のスキャナーとして発売され、世界初のオープンプラットフォームの口腔内スキャナーなのですね。少し興味があるのですが、データがオープンであることによって、歯科医療従事者や歯科技工所はどのような恩恵を受けられるのでしょうか。また、オープンがあれば反対にクローズドもあると思いますが、違いも含めて教えていただけますか。

千葉　オープンであることのメリットとしては、データをクラウドに保管して、インターネット上にあるデータの貸金庫にデータを保管し、いつでも必要なときに閲覧したり、どこかへ送ったりできることです。たとえばGmailなどのフリーメールのように、過去のメールの履歴をいつでも遡って見れますし、添付していたPDFを必要な相手にいつでも送れます。容量の制限はなしで、複数のスマートフォンやタブレットからいつでも、どこからでもデータにアクセスできます。

クローズドであればすべてご自身で外付けのハードディスクのようなものに保存しておき、容量が一杯になればデータを消去しないかぎり新

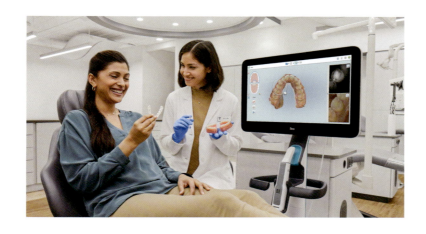

しいデータは入れられませんし、動作が非常に重くなります。当然、外付けのハードディスクを紛失したらデータは戻ってきません。加えて、データへはハードディスクを繋いだデバイスからでないとアクセスできません。

　補綴物デザイン、マテリアルの選定やミリング、研磨など多くの工程をすべて歯科医院のなかで完結させることは高い専門性と時間、人的リソースと金銭投資を必要とします。ですので、現在、日本の多くの一般歯科の先生は、外部の歯科技工所へ補綴物の作製を外注されていると思います。技工所によって使用しているCADソフトウェアは異なりますが、オープンプラットフォームであれば受け取り手のスマホ（CADソフトウェア）が何であれ、インターネットを介してデータを簡単に共有できます。

　もしクローズドであれば、先ほど話したように、ハードディスクを繋いだデバイスでしかデータを見られませんので、特定のメーカーやデバイスでなければデータを共有できないということになります。もちろん、同一メーカー内のCADソフトウェア、ミリングマシンなどとは相性がよいですので、データの送信が早い、正確というメリットはあります。

　iTeroは、この歯科医院と技工所との連携に注目をして、よりスムーズに、より正確に、どの技工所でも、どのCADソフトウェアでもiTeroのデータを使用して補綴物を作製できるように機能を強化してきたということです。昨今、競合他社もクラウドベースでのプラットフォームを続々とローンチしており、業界全体がオープンプラットフォームの流れに乗ってきているのだなと感じています。

栗林　ご説明ありがとうございます。多くの一般歯科の先生は、日々たくさんの患者さんを受け入れて、遅くまで仕事をしているのが現状かと思いますので、オープンプラットフォームで、どこの歯科技工所でもスムーズにデータをやりとりして、補綴物製作を依頼できる環境は非常に助かるだろうなと想像に難くないですね。

　では、コミュニケーションの汎用性や多様性、円滑化という点以外では何かメリットはあるんでしょうか。

千葉　クラウド上でデータを保管していますので、ハードウェア、つまりiTero本体に何かアクシデントがあっても、クラウドへアクセスすればデータが守られているという点がメリットだと思います。

昨今、大雨、地震によって被災される方々がいます。また、火災や津波、土砂崩れなど、災害大国日本においてはどのエリアに開業されていても、被災のリスクはあります。これは実際にあった事例ですが、大雨による川の氾濫でクリニックが水没し、iTeroを含むすべての機器が失われてしまった先生がいました。しかし、iTeroを使用していたおかげで、過去にスキャンしたすべての患者さんのデータがクラウドに残っていました。そのため、パソコンやタブレットが復旧された後、ログインし、無事、患者さんのデータにアクセスできたということです。そして、クリニック再開後、すみやかにメインテナンス、矯正治療、補綴物製作を再開できたと感謝のコメントをいただきました。それ以外のX線や電子カルテの情報は一から作り直しですが……。以上のようにデータや情報はこの時代において貴重な資産ですので、クラウド保管によってその資産を守るという点でもオープンプラットフォームは有用だと考えています。

栗林　iTeroの起源、オープンプラットフォーム、クラウドに初期から注力されてきた点がよくわかりました。最近は口腔内スキャナーの主要メーカー、新興メーカー含めてクラウドサービスやオープンプラットフォームに特化した戦略をとっているように思えますので、業界がiTeroのスタンダードに追いついてきたのだろうなという印象がありますね。

　しかし、ここまで聞いても、私の周りやMID-Gメンバーでもそうですが、iTeroで補綴を使っている先生はそこまで多くないよなと思ってしまいます。補綴でのスキャン精度はいかがでしょうか。iTeroは補綴の精度がよくないという話を耳にすることがあります。私は実際に検証したことがないので何とも言えないのですが。

千葉　口腔内スキャナーを語るときの基本は「カメラである」ということです。デジタルカメラなどが好きな先生はイメージしやすいかもしれませんが、カメラは光を発して、物体に当たり、反射してきた光の点を集めて、センサーが感知し、コンピュータが画像を生成します。その部分の精度に関してはSonyでもNikonでもあまり差はありません。

　口腔内スキャナーも同様です。海外では数多くの文献が出ていますが、iTeroによる支台歯やインプラントボディのスキャン精度はトップクラスです。iTeroを補綴物のスキャンで使用している先生からもiTeroの補綴精度は申し分ないというフィードバックをもらっています。ただ

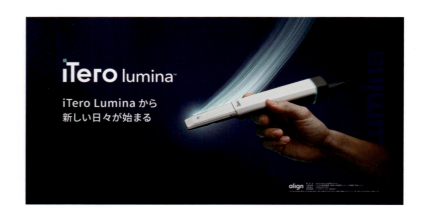

し、口腔内スキャナーは万能の機械ではありませんので、形成やスキャンテクニックが重要なファクターではあります。100万円するNikonのカメラでもピンボケして撮影していれば、正しく画像を撮れないのと同じです。

この場においては詳細を説明できませんが、いずれの文献でもiTeroのスキャン精度の高さが言及されています。また、誤解のないようにお話ししておきますと、精度というのはスキャンしたデータの正確さと量を指します。口腔内スキャナーのディスプレイに表示されている画像の美しさではありません。一部の安価なメーカーでは高画素のディスプレイで綺麗な画像を生成するものの、スキャンデータはスカスカという場合もあります。まったく同じ支台歯でまったく同じ形成をして、最終補綴物を比較してみて、やっと正しい精度比較といえます。

そういうことで、スキャン精度という点ではまったく問題がなく、弊社としてはカメラであるという「基本」に、さらにどのような付加価値を付けられるのかという点にフォーカスした製品開発を行っています。安心して補綴の症例でもスキャンをしてほしいですね。

栗林 ありがとうございます。海外の文献ではiTeroの補綴でのスキャン精度に言及されているのですね、初耳の情報でしたので、今後は日本でのスタディーなどを計画して、日本人によるiTeroの補綴のスキャン精度の文献などを発表できると、非常にインパクトがあるのではないかと感じました。MID-Gとしても臨床教育を1つの柱としており、当スタディーグループの理念にもリンクしますので、ぜひとも私たちも研究に巻き込んでいただきたいです。

口腔内スキャナーの基本は、現在、各社ほぼ横並びで、iTeroはそこに追加する付加価値に投資をしているとうかがいました。詳しく聞かせてほしいです。

千葉 弊社が考える付加価値は大きく3つです。まずインビザラインの効率的な症例提出、次にインビザライン治療へ患者さんをコンバージョンすること、そして患者さんがチェアーに座った瞬間から活用ができることです。

1つ目について、インビザライン治療を提出する際には、シリコーン印象もしくはiTeroからのスキャンデータを活用した方法と2種類ありますが、全顎でシリコーン印象を採得するのは、医療従事者と患者さんの両方にとってチャレンジが多いです。また、インビザラインのシリコーン印象は、一度、中国のスキャンセンターでスキャンされますが、印象が不明瞭な場合には受付けられない場合もあり、アライナーのお届けまでに時間を要します。その点、iTeroであれば全顎スキャンと同時に口腔内のリアル写真の撮影もされていますので、そのままクリンチェックソフトウェアで治療計画立案のためのデータとして活用できます。

2つ目ですが、インビザライン治療を患者さんに選択していただくためのシミュレーションアプリケーションが充実しています。iTeroのスキャンデータをもとに1,500万症例を超えるインビザライン治療のデータベースからAIが将来の歯ならびを提案する、インビザラインアウトカムシミュレーターがその代表です。2022年からはあらかじめ患者さんのビッグスマイル写真を登録してもらうことで、顔写真つきのスマイルシミュレーションを見せられるようになっています（インビザライン アウトカム・シミュレータープロ）。

3つ目に、iTeroは歯科衛生士を含めたクリ

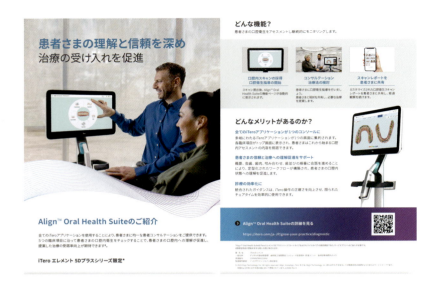

ニックの全員が、患者さんがチェアーに座った瞬間から使えるということです。NIRI（近赤外線）により初期う蝕検知、咬合間隙計測ツールによる咬合状態の可視化、過去と現在のスキャンデータを比較し、口腔内の状態の変化を患者さんに見せられるなど、初診、メインテナンスでとくに歯科衛生士が活用できるアプリケーションが多彩です。

弊社が定期的に実施しているブランド認知調査では、調査した約250名の歯科衛生士のなかで、iTeroの認知は非常に高く、実に70%以上がiTeroを認知していました。

2023年11月にはAlign Oral Health Suiteをリリースし、口腔内の概要から、う蝕検知、歯肉観察、咬合チェック、歯ならび確認からインビザライン アウトカム・シミュレータープロという一連の流れをナビゲーションつきでより直感的に操作できるようになりました。この機能によってとくに歯科衛生士が経験の有無にかかわらず、視覚的に患者さんを教育し、コンサルテーションができるようになります。つまり、先生がチェアーに来た時点で、患者さんはご自身の口腔内の状態を視覚的に理解し、どのような治療が必要なのかを聞き入れる土壌ができているということです。多くのクリニックで患者さんと最も長い時間接するのは歯科衛生士であり、患者さんがインビザラインでの矯正治療やセラミック補綴治療などを選択するためには、歯科衛生士による会話が大きな役割を担います。とある文献では人間は83%を視覚的な情報によって理解するとあるように、目で見えないことはいくら聞いても信用できない、腹落ちしないのが人間です。直感的かつ視覚的にナビゲーションつきでiTeroを活用することで、患者さんへのコンサルテーションの質が向上し、自費率の向上、また、患者さんが納得して自費治療を選択することによる患者満足度の向上が達成されます。

iTeroは口腔内スキャナーではありません、口腔内スキャナーの機能を備えた、患者コミュニケーションマシーン、収益増幅マシーンだと定義しています。優秀なコンサルタント、トリートメントコーディネーター、歯科衛生士を3人まとめて1台のiTeroとして雇用するイメージです。たとえば、iPhoneを携帯電話として定義してい

る人はもう存在せず、多くのアプリケーションを駆使して社会、人、デバイスと繋がるマルチデバイスのなかに電話機能があると考えるのではないでしょうか。

栗林 非常に興味深く拝聴していましたが、たしかに「口腔内スキャナーのカメラとしての性能はあまり付加価値とはならず、各社横並び」というのは納得です。補綴物の製作にはスキャン精度、ミリングマシンの精度や設定などさまざまな要素が絡みます。ミリングマシンの仕様を満たす精度があれば、数ミクロン単位でスキャン精度を語ったとしてもミリングマシンでそれを表現できないのです。一時期、携帯電話がカメラの画素数を競っていた時代がありましたが、送り先がガラケーでその画素数を受け取るキャパシティがなければ意味がないということと同じなのかなと、イメージしていました。

私は2023年のドイツのIDSに参加しましたが、iTeroの付加価値という意味では、IDSでいくつかiTero関連の新たなテクノロジーを目にしました。今後の製品開発の展望などがあれば教えてください。

千葉 アライン・テクノロジー全体として積極的なM&Aなどを通じ、新たなテクノロジーへの投資を継続しています。一例としてはX線写真をAIが解析し、う蝕の有無、補綴物が入っているのか、根管治療が必要なのか、歯肉退縮はあるかなどをカラーチャートで表示し、iTeroの画面上で表示させるアプリケーションが開発されています。ベルリンのAI診断メーカーのテクノロジーをベースに「Align X-Ray Insights」として欧州などで限定評価を進めています。その他、インビザライン アウトカム・シミュレータープロの機能拡張や、exocadソフトウェアとの連携なども現在積極的に進めており、将来的にはiTeroのMy iTero.comのクラウド上でexocad、X ray、クリンチェックソフトウェア、技工所とのコミュニケーションなどすべてのプラットフォームを統合し、同時に患者マネジメントシステムや電子カルテプラットフォームとの連携も行うことでクリニック全体のエコシステムをデジタル化する「総合ソリューションプロバイダー」になることを目指しています。そのなかで、iTeroのスキャナー自体の開発ももちろん絶え間なく行っておりますので、近い将来新たなiTeroプラットフォームをご提供できると考えておりますので、ぜひともご期待ください。

栗林 iTeroのもつ魅力を深く知ることができました。ありがとうございました。

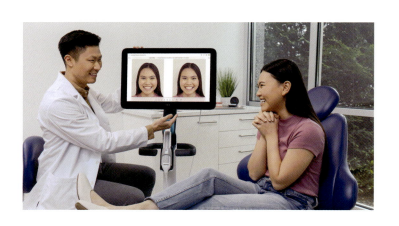

03 インプラント

1 アンケート分析

香川県　なないろ歯科・こども矯正歯科クリニック
白﨑 俊
Shun SHIRASAKI

MID-G Point

1	MID-G役員の100%がインプラント治療を導入
2	インプラント治療金額は40～50万円が56.3% 50万円未満が84.4% 60万円以上の金額設定をしている施設は4施設あり、年間埋入本数70本以上は1施設、100本以上は3施設ある
3	年間埋入本数100本以上が最も多く32.3% 30～40本が16.1%
4	使用メーカーは、デンツプライシロナ：25.0%、Osstem：18.8%、ストローマン：15.6% この3社で59.4%
5	100本以上インプラントを埋入した歯科医院におけるメーカーの内訳は、デンツプライシロナ：2施設、スロトーマン：1施設、Osstem：2施設、カムログ：1施設、ネオスインプラント：1施設、京セラ：1施設
6	そのインプラントを選んだ理由は「論文等の信頼性」が最も高く53.3%、次いで「コストパフォーマンスがよい」が30%あり、「インプラント体の交換システムがある」が16.7%である
7	現状のインプラントに対する満足度は平均8.47点 Osstem：8.57点、ストローマン：7.8点、デンツプライシロナ：8.25点
8	不満なポイントは「コストが高い：40.6%」が最も高い 「とくにない」が43.8%であり、全体的に現システムに対する満足度は高い傾向にある
9	他のインプラントを導入するのであればストローマンを使用したい先生が53.8%と最多になる
10	サージカルガイドを使用してインプラントをしているのは84.4%で、15.6%はガイドを使用していない

11	サージカルガイドを全症例で使用しているのは74.2%であり、使っていないは15.6%
12	サージカルガイドは外注が55.2%と主流で、院内作製は44.8%であった
13	年間100本以上埋入している施設の90%は院内でサージカルガイド作製

データ解析

MID-G役員の100%がインプラント治療を導入している。

最終補綴までのインプラント治療の価格は40～50万円が56.3%と最も多く、次に30～40万円が28.1%と多かった（50万円未満が84.4%）。60万円以上の施設は4施設ある。

年間のインプラント埋入本数について、1施設が70本以上、残りの3施設が100本以上であった。年間埋入本数は100本以上の施設が最も多く10施設で32.3%であり、その次は16.1%で30～40本であった。

インプラント価格との相関を調べると、60万円以上の価格でインプラント治療をしている4施設のうち3施設が年間が100本以上埋入しており、1施設が年間埋入本数が70本以上であった。

使用しているインプラントメーカーは1社のみが43.7%と最も多く、2社のインプラントを使用している施設は31.3%であった。メインで使用しているインプラントメーカーはデンツプライシロナが最も多く、ついでOsstem、ストローマンとなったが、ほぼ同じ割合である。3社で21.9%の使用率となった。

インプラントはされていますか？　いないですか？
31件の回答

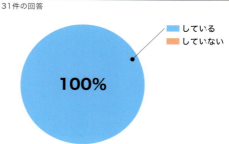

インプラントの価格（最終補綴物まで）はいくらですか？
32件の回答

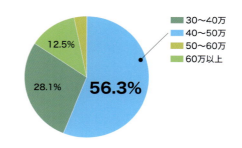

インプラントは何社（何種類）のインプラントを使用していますか？
32件の回答

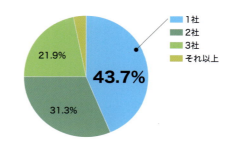

そのインプラントを使用する理由は、「コースなどの勉強会で学んだから」が40％と最も多く、「教えてくれる人が使っていたから」が20％、「勤務していた医院で使用していたから」が16.7％と次いだ。つまり、合計76.7％の先生が、自分のメンターから教えてもらったインプラントを使用している現状がわかった。それだけではなく、論文等の信用性にも重きをおいている先生が53.3％おり、学術面もしっかりと考慮してインプラントメーカーを選定していることもわかる。また、コストパフォーマンスの側面も考慮している傾向もあることがわかる。年間埋入本数が100本以上の歯科医院はデンツプライシロナ：2施設、スロトーマン：1施設、Osstem：2施設、カムログ：1施設、ネオスインプラント：1施設、京セラ：1施設となった。

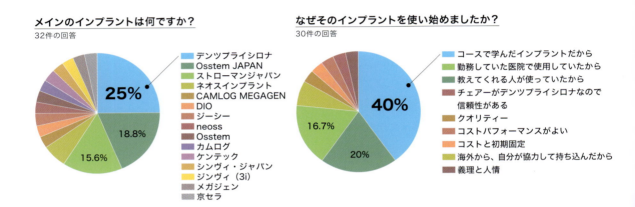

　使用しているインプラントの満足度は8.47点であり、上位3社の満足度はOsstem：8.57点、ストローマン：7.8点、デンツプライシロナ：8.25点であった。満足度を下げる要因としてはコストが高いことが41.9％となり最も高かった。その他の不満な点は、インプラント体およびその付属するアバットメントなどの種類の豊富さが挙げられた。

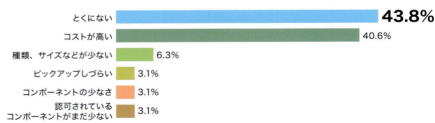

サージカルガイドを使用している施設は84.4%であり、ほとんどの施設がサージカルガイドを使用していることがわかる。

使用頻度をみると、毎回使用している施設は74.2%と多くの施設が占めた。また、難しい症例のみとした施設は9.7%に留まった。インプラント治療において、サージカルガイドを使用することが一般的になりつつあることがわかる。

サージカルガイドの作製方法は、自院で作製している施設は44.8%であり、外注で作製している施設は55.2%であった。年間100本以上埋入している施設のうち90%（9施設）は自院でサージカルガイドを作製している。インプラント埋入本数が多い施設はコスト削減にも取り組んでいることがわかる。

サージカルガイドの作製方法は、ミリングマシンによる削り出しか3Dプリンターによる作製の2つに分かれる。3Dプリンターが普及することでサージカルガイドが院内で作製しやすい環境になるかもしれない。

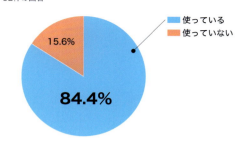

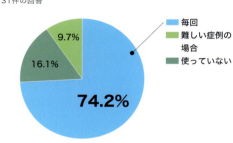

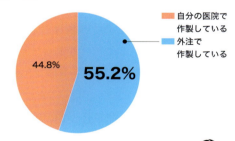

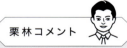

デジタルデンティストリーで安心・安全なインプラント治療へ

インプラント治療は欠損補綴における治療プランとして、もはや欠かせない選択肢になっているといえます。その価格設定をどのようにするのか迷うことと思いますが、MID-G役員アンケートより面白い結果が得られました。50万円未満という価格設定の先生が多いですが、60万円以上の価格設定のMID-G役員は年間埋入本数が70本以上と症例数が多い傾向にありました。すなわち価格の安さと症例数は比例しないことがわかります。ほとんどの役員はガイデッドシステムを使用しており、治療の安全化を図っています。このようにデジタルデンティストリーにかかわる最新の技術を取り入れ、安心・安全なインプラント治療を提供することで、価格競争に左右されない治療を提供していきたいものです。

また、インプラントメーカー選択基準は、論文等の信頼性の高さを重視していますが、コスト意識とのバランスも大事にしているようです。埋入本数が多い先生はサージカルガイドを院内で作製し、コスト削減に着手していることもわかりました。

インプラント治療は手技はもはや確立されたものといえますが、IOS、ミリングマシン、3Dプリンターを含めたデジタルデンティストリーを取り入れていく必要があるでしょう。

03 インプラント

2 ストローマンのインプラントシステム

島根県　辻歯科医院
辻 光弘
Mitsuhiro TSUJI

当院は島根県松江市にある（図1）。チェアー台数は6台（オペ室あり）で、歯科医師3名、歯科技工士2名、歯科衛生士6名、受付・歯科助手4名、滅菌・歯科助手2名、管理栄養士・歯科助手1名（来春2名採用予定）である。1日の平均来院患者数は50～60名ほどで、自費率は約30％である。

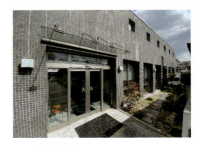

図1　医院外観

ストローマンのインプラントシステムを選んだ理由

まず、ストローマンの特徴として、表面性状の優位性や上部構造の豊富なバリエーションが挙げられる。近年、他社の表面性状も改善されつつあるが、私がストローマンに鞍替えした8年前は、圧倒的な優位性があったと記憶している。

近年、ストローマンは、インプラント周囲炎のリスクが他社のインプラントより低いという論文も出ているが、コストが高いことが難点である。当院では、この価格に納得して頂ける方だけにインプラント治療を行っている。

インプラント治療はあくまでも、治療オプションの1つである。サーベイドクラウンを用いた、エキスパートの技工士により作製されたパーシャルデンチャーもインプラント治療と双璧の素晴らしい治療オプションであると考えている。

"MID-G的インプラント治療"といえば、デジタルワークフローと考える方も多いかと思う。当院でも術前シミュレーション、ガイデッドサージェリー、IOSによる印象採得を導入し、すべてをアナログで行っていた時代と比べて、術者のストレスが大幅に軽減し、治療期間も短縮するといった、大きな恩恵を受けている（ただ、MID-Gには当院よりもデジタル化が進んでいるクリニックが多いので、その部分は他の著者にお任せする：図2）。

インプラント治療におけるマニュアル活用

インプラント治療は、使用する器具・機材が多く、症例による治療工程もバリエーションが多いため、当院では長年、インプラント治療担当の歯科衛生士を決めてきた。当院に子育て世代のスタッフが増えてきたせいもあるが、ある程度経験年数を積んだベテランが、産休、育休に入る

ことが多くなり、そのたびに引き継ぎを行う必要があり、時間を取られる状況を繰り返してきた。

そのようななか、MID-Gのマニュアルコースでマニュアルを作成したのを契機に、この負のスパイラルから脱却すべく、インプラント治療の担当制をやめ、どの歯科衛生士でもインプラント治療を担当でき、手術介助から補綴介助までできるように進めてきた。まさに、マニュアルの恩恵であると感謝している。コースを受けられた方はご存じかと思うが、マニュアルは毎年更新し、年1回必ずテストを行っている。そして、マニュアルテストの結果は給与に反映している。

インプラント担当の歯科衛生士のみしかインプラント手術につけないという状況、つまり、ある仕事は、ある担当者しかできないという状況では、「組織」として安定しないと考えている。受付や滅菌業務なども含め、担当者が一人の業務をつくってしまうと、休暇を取得しにくくなり、急な予定が入ることもある。オペ当日朝、子どもや家族の具合が悪くなることだって考えられる。さらなる弊害として、業務内容がいつのまにか省略されたり、無駄な作業が入ったりしてしまうこともある。状況によっては「お局様」が出てくる可能性もあるだろう。

MID-Gのクリニックの多くがそうであるように、当院でも、インプラントだけでなく、すべての業務を複数のスタッフが行うような組織作りをしている。もちろん、できることが増えれば給与も上げていく。ダブルチェック、トリプルチェックを行うことで、ミーティングでさまざまな意見が出され、業務の改善を進められると考える。

ある程度のレベルの差はあれ、入社後、間もないスタッフであってもインプラント治療の介助や準備ができるようにするためには、マニュアルによるスタッフ教育を欠かすことはできない。当院では、もともと紙ベースでマニュアルを作成してきたが、スタッフが増えたこともあり、毎年、印刷する手間と無駄を考慮して、マニュアルデータをクラウドにアップロードして、スタッフ全員で共有している。毎年のマニュアル更新後もすみやかにデータを共有でき、スピード感をもって組織運営ができている(図3)。なお今後、徐々に動画を使ったマニュアルに更新していく予定である。

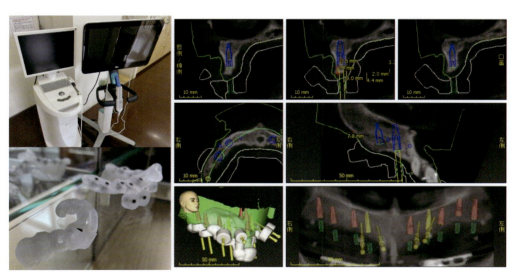

図2　当院においては、デジタルを用いてストローマンのインプラントシステムを導入している

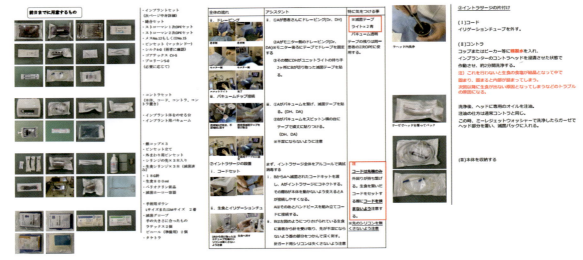

図3　当院のマニュアルの一例

03 インプラント

3　Osstemのインプラントシステム

岡山県　医療法人優聖会　MAEDA DENTAL CLINIC
前田武将
Takemasa MAEDA

　当院は岡山県岡山市にあり、2009年5月に開業して14年になる。現在はチェアー9台で、歯科医師6名・歯科衛生士11名・歯科助手5名・受付3名・事務局1名で診療している。外来での1日平均患者数は60名程度でしっかり患者さんに向き合える診療体制を心がけている。また、当院では「ワンランク上の歯科医療の提供」ができるように、トリートメントコーディネーターや歯科衛生士・歯科医師が患者さんと向き合い、患者さんの希望から何がもっとも最適な治療なのかを判断し、治療計画を立案している。

　治療計画を立てる際、欠損部位においてインプラント補綴の治療選択があることはとても重要であると考える。しかし、患者さんから、外科処置に対する不安、予後の安定性、経済的な面での不安などを訴えられることもしばしばある。それらの訴えに対し、当院では外科処

置に関しては、最小限の侵襲で済むような術式の選択ならびにインプラント表面性状や初期固定獲得のよいインプラント体の選択を行っている。また、経済的な側面では、最小限の治療で最大限の効果と安定性が獲得できるように治療計画の立案と材料選択を行っている。

　一方、治療の効率化と治療精度を高めるためにインプラント治療においても、デジタルとの相性のよいメーカーを使用することはたいへんメリットが大きいと考える。

　これらのことを考え、当院では約4年前からOSTEM JAPANのOsstemインプラントシステムを使用している。当院では以下の4つの点よりOsstemインプラントシステムの導入を進めてきた。

①Osstemインプラントシステムでは、さまざまなタイプのインプラントや関連する製品が提供されている。患者さんの骨の状態に合わせて選択肢が豊富であり、個々のケースに最適な治療計画を立てられる。とくに骨質が弱い場合や抜歯と同時に埋入を行う症例の場合に使用するインプラント体は、初期固定の獲得もよく安心して埋入できるので好んで使用している。また、下顎管との距離が短い場合や上顎洞との距離が少ない場合で選択するショートタイプのインプラント体のラインナップも豊富なため、低侵襲の処置ができる。

②One Guide Kitの使用時は、光学印象を使用してインプラント手術時のガイドを作製できる。当院ではこのインプラントガイドシステムをすべての埋入手術時に使用している。ステントの安定性と操作性がよいこと、ドリル性能と注水力が高いために、診断どおりの位置に安心して埋入できると考えている。これにより、低侵襲かつ短時間での手術を行うことができるために、患者さんの快適性も向上し、術後に患者さんからも思った以上に楽な処置だったとの意見をいただくことが多い。

③Osstemには低侵襲の外科処置のためにさまざまな機器や材料が存在する。とくに上顎洞挙上を行う際に使用するOne CAS kitを使用すると、術前のCTでの診査で計測していた位置まで安心してドリリングでき、その後の上顎洞粘膜の挙上も無理なく行える。そのため、術者の処置中のストレスも以前に比べて軽減できているため、必要な症例においては積極的に使用をしている。

④Osstemのインプラント体ならびに補塡材等の材料費は、価格面において比較的安価に購入できる仕組みがあるために、インプラント補綴処置が多くなるほど医院の経営面でメリットを感じられる。

　現在、当院では年間100本程度のインプラントを埋入しているが、すべてのケースにおいて問題なく使用できている。新しい材料や機器の導入が予定されていると耳にしており、今後を期待したい。

03 インプラント

4 テルダーミス、テルプラグ（ジーシー）

神奈川県　エムズ歯科クリニック磯子
松尾一樹
Kazuki MATSUO

コラーゲンスポンジのメリット

　歯科治療、とくに外科処置においては組織（上皮、結合組織、骨など）の損傷、欠損が生じる場面が多々ある。全層に及ぶ軟組織欠損があった場合でも、放置しておけば自然治癒するが、硬く柔軟性のない組織になることがある。これは治癒の際にコラーゲン線維が水平に並ぶ構造を作るためであり、そのような組織を瘢痕と呼ぶ。正常な真皮はコラーゲン線維が波打った構造をしており、それが粘膜に柔軟性をもたせる。瘢痕は審美的にも機能的にも避けるべきであり、瘢痕を残さないような配慮が歯科治療では求められる。

　テルダーミス®に代表される各種コラーゲンスポンジは、物理的に創面を保護するだけでなく、線維芽細胞の誘導とその活性化を促し、組織の回復に役立つことが知られている。テルダーミス®を創部に適用した実験では、治癒後に波打ったコラーゲン線維の形成が認められ、柔軟性のある組織となった。このことからテルダーミス®を適用することで瘢痕組織の形成を予防できることがわかる。

　コラーゲンスポンジには以下のような特性が必要とされる。

①低抗原性：異物として排除されない。
②細胞侵入性：コラーゲンスポンジ内に線維芽細胞を浸潤させる。
③細胞活動性：線維芽細胞の活動性を亢進させる。
④安定性：コラゲナーゼに分解されず長く欠損部に留まる。

　通常のコラーゲンはテロペプチドという抗原性の高い構造をもつ。そのため、コラーゲンスポンジで使用されるのは酵素でテロペプチド部分を除去したものであり、アテロコラーゲンと呼ばれる。アテロコラーゲンは生体内と同じ中性37℃の条件下では線維化アテロコラーゲン、水中で加熱すると熱変性アテロコラーゲンとなる。線維化アテロコラーゲンはコラゲナーゼ耐性が高い反面、細胞侵入性・活動性は低い。対して熱変性アテロコラーゲンはコラゲナーゼに分解されやすいが、細胞侵入性・活動性は高い。テルダーミス®は線維化アテロコラーゲンと熱変性アテロコラーゲンを混合して作られており、それによって、低い抗原性と、高い細胞侵入性、細胞活動性、安定性を実現している。

症例供覧

　図1、2は遊離歯肉移植術でドナー部位にテルダーミス®を適用した症例である。創部は上皮から結合組織にかけて摘出しているが、テルダーミス®は密着性が高く、術後の疼痛は少なかった。術後3週では創部に発赤は認められるものの、陥凹は少なく結合組織様組織が形成されていると思われる。術後3ヵ月では上皮化が完了し、瘢痕の形成も認められず周囲の粘膜と見分けがつかなくなった。この症例からも口腔粘膜欠損へのテルダーミス®の適用は疼痛の緩和、瘢痕形成の予防という点から非常に有効であることがわかる。

　テルプラグ®はコラーゲンスポンジを砲弾状に形成したもので、抜歯窩に適用される。通常、抜歯窩は治癒の過程で上皮が嵌入し、結果として唇側に陥凹ができる。抜歯窩にテルプラグ®を塡入することで、上皮の嵌入を防ぎつつ、線維芽細胞の誘導、活性化により歯槽骨と周囲の結合組織の形成を促すことができる。歯槽堤の陥凹は、その後の欠損部補綴のクオリティ（審美性、機能性、清掃性）を大きく左右するため、抜歯においてテルプラグ®の適用は補綴の観点からも有効である。

　テルダーミス®、テルプラグ®に代表されるコラーゲンスポンジは、使用方法が簡便でなおかつ疼痛緩和、創傷治癒に大きく寄与する。外科処置の際はこれらの適用を検討すべきであろう。

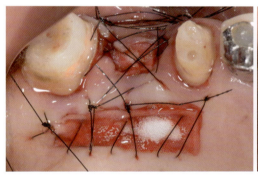 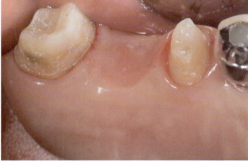

図1　CTG（結合組織移植術）時のドナー部におけるテルダーミス®を用いた保護（左：術後、右：6ヵ月後）

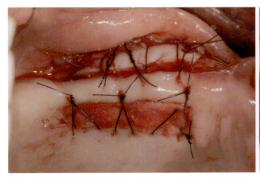 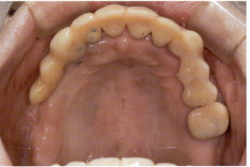

図2　FGG（遊離歯肉移植術）時のドナー部におけるテルダーミス®を用いた保護（左：術後、右：3ヵ月後）

04 メインテナンス

1 アンケート分析

東京都　神部歯科医院
神部 賢
Ken JIMBU

MID-G Point

1	かかりつけ歯科医療強化型診療所は92.9%
2	メインテナンスを保険診療で行っている施設は85.7%
3	精密検査を行っている医院は57.1%
4	TBIで染め出しをしている医院は84.6%
5	定期的に口腔内写真を撮影しているのは78.6%
6	歯周病検査ありのときのメインテナンス時間は30〜45分が57.1%と最も多く、45〜60分が42.9%となった
7	歯周病検査なしのときのメインテナンス時間は30〜45が76.9%と最も多く、45〜60分が15.4%となった
8	最も用いられている超音波スケーラーはEMS
9	エアフローを使用している施設は71.4%
10	最も用いられているメーカーはEMSで72.7%
11	歯科衛生士学校の実習先である施設は78.6%
12	リコール期間は3ヵ月が85.7%と最多

データ解析総論

　かかりつけ歯科医療強化型診療所は、92.9％の施設が取得している。令和4年時点での届出が11,795施設にとどまっていることを考えるとかなり高い数字になっている。

　メインテナンスは保険診療で行っている施設が大多数である。インプラント患者には自由診療でメインテナンスをしているという意見もあった。

　メインテナンス時間は、歯周検査を含めるかどうかで15分程度アポイント時間が変わってくるようである。検査なしの場合は30〜45分が最も多く、検査がある場合は30〜60分枠で治療を行っている。

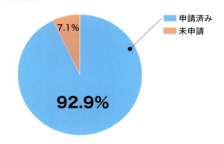

かかりつけ歯科医療強化型診療所は申請済みですか？
14件の回答

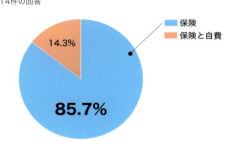

メンテナンスは保険か自費どちらですか？
14件の回答

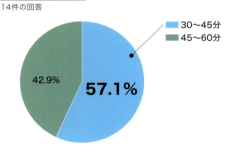

メインテナンス患者のチェアー時間（検査ありの場合）
14件の回答

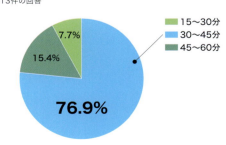

メインテナンス患者のチェアー時間（検査なしの場合）
13件の回答

エアフローを使用している施設は71.4%であり、エアフローで診療の効率化を図っていることがうかがえる。

歯科衛生士学校の実習先である施設は78.6%と、こちらも高い数字となっている。

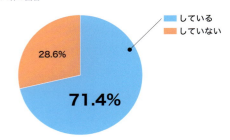

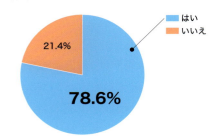

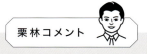

安定した歯科医院運営のためにも
メインテナンス型歯科医院へのシフトがこれからの鍵

かかりつけ歯科医療強化型診療所となっている役員は非常に多いです。令和4年時点で、かかりつけ歯科医機能強化型歯科診療所の届出医療機関数は11,795施設（歯科診療所の約17%）となっています。全体としては、まだまだ取得率は低いにもかかわらず、MID-G役員の関心度はとても高いといえます。

令和6年度より制度が廃止されましたが、その意義が失われることはないでしょう。また、国民皆歯科健診を見据えても、歯科医院の安定運営においてもメインテナンス型歯科医院への移行は必要事項といえそうです。

04 メインテナンス

2 エアフロー プロフィラキシス マスターを メインテナンスに活かす

東京都　神部歯科医院／SDA認定衛生士
深山マリ
Mari MIYAMA

　EMSのエアフロー プロフィラキシス マスター（以下、AFPM）の優れた点は、従来の予防処置と比べて痛みや不快感が少ないところである。エアフローは直接、歯面や軟組織に触れずに処置が行えるためリラックスしてクリーニングを受けられる。

　当院でのメインテナンス（GBT）の流れは、まず感染防止のため洗口剤で洗口してもらい、精密検査（6点法）、口腔内診査、患者さんに了承を得てから染め出し（バイオフィルムの可視化）を行い、2トーンの染色によってリスク部位を把握する。口腔内写真を撮り、患者さんに合わせたOHIを行い、歯肉縁上と縁下4mmまでのバイオフィルム除去にはプラスパウダーとエアフローMAXを使用する。AFPMは水温設定も可能で、知覚過敏や露出根面にも使用可能である。

　矯正治療中や修復物、インプラントなど補綴物表層を傷つけず表面性状を変化させる危険性もない。スマートピエゾンは正しい角度と操作で歯面や軟組織に対してダメージを最小限に抑えることができ、根面のセメント質に対しても低侵襲である。最終確認でう蝕診断、歯面保護と予防のためにフッ化物塗布を行い、処置後の注意を説明して次回のメインテナンスの間隔を患者さんと確認する。

　染め出しによるバイオフィルムの可視化は、術者間で差異なくメインテナンスが行え、オーバーインスツルメンテーションも防げて効率的な施術が可能となるため、歯科衛生士の負担も軽減される。歯面を傷つけず、さらにポリッシングとは異なる舌感、爽快感があり、一度で着色やくすみも除去でき、患者さんの満足度も高く、3ヵ月リコールで来院される方が8割を占めている。患者さんと情報の共有ができ、同じ目線でセルフケアの見直しや提案ができるので、自宅での歯磨きのモチベーションにも繋がる。限られたチェアータイムのなかで迅速かつ効果的に施術を行えることで、患者さんとの対話OHIに多くの時間を割くことができ、より深い信頼関係を築いている。

2 クラプロックスを選ぶ理由

東京都　神部歯科医院／歯科衛生士、クラプロックスアンバサダー
中谷和美
Kazumi NAKATANI

　数ある歯ブラシのなかで当院がクラプロックスを選ぶ理由は、「ずっと続けられる」、「傷つけない」、「効果がある品質のよいもの」だからである。ブラッシングは一生涯、毎日続ける。確実にプラークを除去し、歯や歯肉を傷つけたくない。そして、よい商品でも患者さんが使えないと意味がない。

　クラプロックスは、セルフケアを習慣化して長期的に口腔内の健康をサポートできる。当院では手用歯ブラシだけではなく、歯間ブラシや歯磨き粉、音波式電動歯ブラシもクラプロックスで統一している。なお、歯科衛生士は、「ITOP（アイトップ）」というセミナーを受講し、クラプロックスの正しいプラークコントロールや習慣化するためのTBIを学んでいる。

　歯間ブラシに関してはチェアーサイドで専用のプローブで歯間を計測し、患者さんの歯間に合ったサイズを提案して処方している。実際に使うとパラソル効果によってう蝕になりやすいサルカスの部分まで毛が入っていく感覚がわかり、すみずみまでブラシ毛が届くので歯間清掃の必要性が伝わりやすい。

　適切な使い方をしなければレベルの高いホームケアは難しいが、そこを理解してもらえるように歯周検査、口腔内写真、染め出し、その他媒体などを活用して正しい使い方を伝える。そのように、実際に体感してもらうことで自分ごとと捉えセルフケアのモチベーションが高まる。

　そして、一番重要だと考えているのが一度のTBIで終わらず、その後のフォローをしていくこと。メインテナンスの際、毎回歯ブラシを持ってきてもらい歯ブラシの消耗のチェック、使い方の改善点などのTBIを行い、セルフケアを継続できるようにサポートしている。3ヵ月ごとの歯ブラシの交換時期とメインテナンスが重なることで、セルフケアと定期検診への意識が高い患者さんが増えた。

　クラプロックスはさまざまなラインナップから患者さんにパーソナルな提案ができ、長期的なセルフケアをサポートすることが可能である。

04 メインテナンス

③ エアフロー プロフィラキシス マスター(EMS)

東京都　神部歯科医院
神部 賢
Ken JIMBU

当院がEMSのエアフローを導入したのは2010年からで、使用歴は14年近くになる。

当時、リンデ教授の講義を受けにスウェーデンにあるイエテボリ大学に研修に行った際に初めてバイオフィルムマネージメントという言葉を知り、EMSのエアフローの存在を知った。いまでこそエアフローイングは日本でも主流になりつつあるが、当時の日本では知名度がまだまだ低かったように感じる。

今回、本書を制作するにあたって、予防分野のアンケートを実施したので参考になれば幸いである。

予防分野のアンケート結果

- かかりつけ歯科医療強化型診療所（以下、か強診。現・口腔機能管理体制強化加算）の医院は約90％
- 保険のみのメインテナンスを採用している医院は約85％
- 精密検査を実施している医院は約60％で、基本検査のみの医院は約10％
- 検診時に染め出しを行っている医院は約85％
- 検診時に口腔内写真を撮影している医院は約80％
- 検診時（検査あり）のチェアータイムを、45～60分確保している医院が42.9％、30～45分が57.1％
- 検診時（検査なし）のチェアータイムを45～60分確保している医院が15.4％、30～45分が76.9％
- エアフロー導入医院は約70％
- 検診時のTBIは100％
- 医院で決めたメインテナンス商品を取り扱っている約75％
- 安定している患者さんのリコール間隔は約90％の医院で3ヵ月

アンケート結果より

　MID-G役員は全国で約20％ほどといわれている「か強診（現：口管強）」の取得率が約90％と高く、約70％の医院でメインテナンスは保険で対応との回答である（約30％はインプラント患者や着色除去は自費と回答）。

　か強診の取得率が約90％と高いことからもわかるように、MID-Gの役員は施設基準の取得のための条件を満たし、それによる点数の加算を受けて保険治療メインでの定期検診を実施している医院が多い。

　精密検査を行っている医院が約90％、染め出しを行っている医院が約85％、口腔内写真撮影を行っている医院が90％、検診時にTBIを行っている医院は100％であった。この数字からも、定期検診時に患者さんへの情報提供を徹底しており、次のリコールにも繋がっているといえるのではないだろうか。

　エアフロー導入医院は約80％と高く、バイオフィルムマネージメントを行ううえでエアフローは必要不可欠と考えられる。

　エアフロー プロフィラキシス マスター（以下、AFPM）の導入にあたって、ただ医院に置いておけばよいわけではなく、EMSの推奨するGBTプロトコールの8ステップを医院のマニュアルに落とし込むことから始めることをお勧めする（図1）。

　プロトコールに沿って進めていくことで、患者さんにもわかりやすく情報提供が行え、われわれ術者側も取り残しがなく、オーバーインスツルメンテーションを防いでくれる。エアフローだけで歯石は取れないが、残った歯石のみピエゾンチップを当てることで、患者さんへの不快な思いも軽減でき、AFPMは温度管理が可能なために知覚過敏が強い患者さんにも使用可能である。

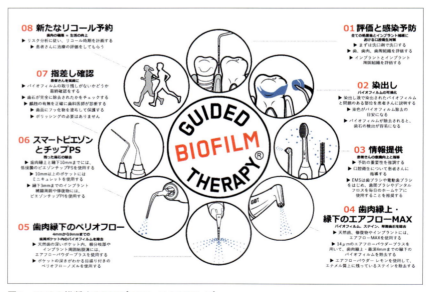

図1　EMSの推奨するGBTプロトコールの8ステップ

いままでエアフローを経験したことのない患者さんの反応はとてもよく、これだったら痛くないし、来てもよいとリコールに繋がっているように感じる。
　医院の環境作りは優秀な"人財"を確保するうえでも不可欠であるが、AFPMがDHにとって欠かせないパートナーであり、AFPMを使いたいと当院に入職したDHもおり、見学に来たDHもAFPMのある医院で働きたいとの意見を多々耳にする。
　AFPMを導入したいが、いろいろな理由があって導入を控えている医院の話も聞くが、DHの働き方の満足度が上がり、患者さんの検診満足度が上がり、それにより安定したリコールに繋がるのであれば、メリットがデメリットを上回ると思われる。よって、AFPMを軸に定期検診を行うことは新たな戦力アップと考えられるのではないか。
　日本もひと昔前のう蝕による切削治療の時代から、う蝕をつくらせない予防歯科の時代になってきている。
　2024年6月からスタートする歯科診療報酬改定にもあるように、口腔疾患の重症化予防や口腔機能低下症への対応など、口腔内の健康が全身の健康へと繋がってくることが認識され始めている。
　そのうえで定期検診は必要であり、AFPMの導入は医院にとっても、術者にとっても、患者さんにとっても、三方よしの満足度の高い製品ではないだろうか。

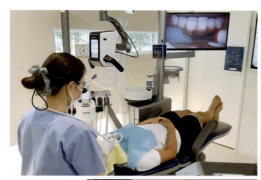
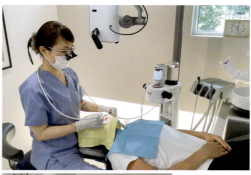
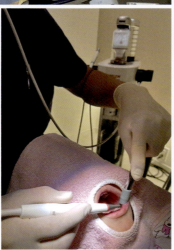
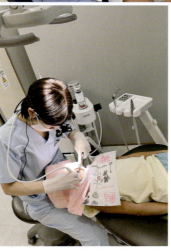

04 メインテナンス

4 Pick up③：EMS × CURAPROX対談

EMS Japan株式会社
代表取締役GM
杉江 護
Mamoru SUGIE

株式会社クラデンジャパン
代表取締役社長
池亀 友
Tomo IKEGAME

東京都　神部歯科医院
神部 賢
Ken JIMBU

神部　こんにちは。本日司会進行を務めさせていただきます、MID-G東日本支部長（医療法人社団GOD）の神部 賢です。
杉江　こんにちは。EMS Japan株式会社代表取締役GMの杉江 護です。
池亀　こんにちは。株式会社クラデンジャパン代表取締役社長の池亀 友です。
神部　本日はお忙しい中、お集まりいただきありがとうございます。『MID-G型歯科クリニックの創り方』の出版にあたって、今後の日本歯科界の予防分野の展望をお話ししてもらいたいと思います。個人的には長いお付き合いで、いつもお世話になっている両社長との対談を楽しみにしておりました。今回の件を快く引き受けていただきまして誠にありがとうございます。
池亀　神部先生とはIDSを含めて長くお付き合いをさせていただいております。また、前職から30年来の先輩である杉江さんともこうしてお話しする機会をもててうれしいです。
杉江　私も大切なホームケアを担う会社であるクラプロックスの代表を池亀さんがしていてうれしく思います。

現在までの歩み

神部　EMSといえば医院で行うプロフェッショナルケア、クラデンAGのクラプロックスといえば自宅で行うセルフケアが世界を席巻しておりますが、世界中で支持される両企業の魅力を深掘りできたらと思います。早速ですが、両企業共にスイスの会社という共通点がございますが、創立の時期、スイスや日本での歴史、企業理念を教えてください。
杉江　EMSの創立は1981年で、ちょうどリンデ先生やアクセルソン先生が30年の予防に関する研究（1970～2000年まで375人に予防プログラムを行い、最初の2年間は2ヵ月に一度、その後は3～12ヵ月に一度、歯科医師の指導のもと、歯科衛生士が歯ブラシ指導とクリーニングとフッ化物塗布を行った。その結果、30年後に失われた歯の数は30代のグループは0.4本、40代のグループは1.8本であった）を発表した時期で、ヨーロッパ発祥のProphylaxisという

言葉が浸透し始めた時期と同じです。日本へはその翌年に、いまでは普通になりつつある超音波スケーラーのピエゾンと歯面清掃器のエアフローの複合機を導入しています。企業理念は創始者の言葉「予防に勝る治療はない」に始まり、すべての人が「I feel good」な環境を作ることです。

神部 エアフローはすでに40年の歴史があるんですね。「予防に勝る治療はない」、病気にならないに越したことはありませんし、EMSといえば「I feel good」のイメージが定着していますね。

池亀 クラデンAGは、1972年にクラプロックスシリーズを発売開始しました。1960～70年代は日本では、「むし歯の洪水」と呼ばれていた時代です。クラデンAGは、そのときにクラプロックスシリーズを立ち上げて、歯間ブラシの発売を開始しております。その後、iTOPを開発したセデルマイヤー教授たちとの研究開発によってできたのが、現在の歯ブラシ・歯間ブラシのクラプロックスシリーズとなっております。日本では、2015年にヨシダにて取り扱いが開始され、2018年にクラデンジャパンが設立されております。そのため、日本では最近できた企業のイメージがありますが、実はクラプロックスは50年以上にわたり開発を行ってきた、ヨーロッパでも歴史のある口腔ケアグッズのメーカーです。

企業理念は「Better Health For You──健康な毎日をあなたに──」

キャッチコピーは「笑顔で歯みがきクラプロックス」です。

質の高いホームケアのために

神部 当院の口腔ケアグッズはクラプロックスで統一しておりますが、DHには必ずiTop（クラプロックス製品の研修プログラム）を受講してもらっています。受講したDHがクラプロックスに共感して、その結果、患者さんにあった口腔ケアの提案ができています。リピーターはもちろんですが、最近では「あまりにもよいから友だちにも買っていく」とおっしゃる患者さんもいます。僕もよくやるのですが、ギフトにクラプロックスの歯ブラシを贈ると、カラフルでおしゃれだから喜ばれます。まさしく「笑顔で歯みがきクラプロックス」ですね。

池亀 患者さんにとって、口腔ケアで一番大事なのは、まずは歯科医院に行っていただくことです。プロフェッショナルケアを受けて自分の口腔内を把握し、歯科医院でメインテナンスを受けたきれいな状態をなるべく長くホームケアで維持していただきたいと思います。歯科医院では、DHが患者さんの口腔状態に合ったセルフケアグッズを提案することで、より質の高いホームケアを実現できると考えています。そのためクラプロックス製品の正しい使い方を教わったうえで使用していただきたいので、歯科医院での購入が一番お求めやすい金額になるように設定しております。

神部 クラプロックスはかわいくておしゃれという認知度もありますが、最近の普及率は増えている実感はありますか。

池亀 歯科業界でのクラプロックスの認知度も高まり、着実に普及率は高まっております。しかしながら、商品の認知度だけではなく、クラプロックスの3つのコンセプトを広めていきたいと思います。

Acceptability（患者さんが容易に受け入れられること）、Effectiveness（効果的にプラー

クを除去［不活化］できること）、Atraumaticity（歯や軟組織を傷つけないこと）が、クラプロックス全製品のコンセプトです。歯科医院でプロフェッショナルケアを行い、その後のよい状態をいかにホームケアで維持するかが重要で、そのための歯ブラシ、歯間ブラシが大切になってきます。また、丈夫で壊れにくい歯ブラシを作ることは簡単です。しかし、歯ブラシが壊れにくくて、生体（歯肉）を傷つけていればまったくもって意味がないものになってしまいます。そのため、クラプロックスでは、万一、間違った使い方をしても、歯肉を傷つけず先に歯ブラシが壊れるように商品開発をしています。そして、歯間ブラシは食渣を除去する道具ではなく、プラークを除去するもので、プロフェッショナルケア後の状態をいかに維持するかを目的に使う物と考えております。歯間ブラシは歯ブラシの一種であり、楊枝ではありません。歯間サイズにあった適正サイズの歯間ブラシを選択し、歯間清掃のため、正しい使用方法での歯間ブラシの普及率を日本で増やしたいと考えています。

神部　いままでも患者さんには歯間ブラシを勧めていましたが、クラプロックスの歯間ブラシに切り替えてから、毛の質に反応する患者さんが増えました（歯ブラシもそうですが、「歯間ブラシも気に入ったからお友だちにプレゼントする」と言う方がいたので、「みなさんサイズが異なるので、お友だちも計測した方がよいですよ」と伝えましたが、聞かずに買って帰られた方もおられました）。

　せっかくなのでクーレン®繊維についても詳しくお聞かせください。

池亀　クーレン®繊維は、クラプロックスの歯ブラシに使用されているファイバー（毛）です。ナイロンではなく、ポリエステルからできています。

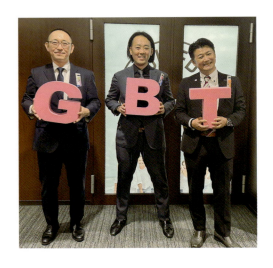

ポリエステルのなかでも特殊なものを使用しており、それを弊社では「クーレン®繊維」と名付けております。軟らかくて、コシがあり、もっちりとした感覚で、「天使の歯ブラシ」のような触り心地です。もちろん、歯肉をいかに傷つけずに、プラークを除去できるかを考えて作られていますので、スイス以外での製造は許されない独自技術で、弊社の歯ブラシは全種類、「クーレン®繊維」の先端をラウンド加工にしております。CS5460は、5460本の「クーレン®繊維」が植毛されておりますが、その1本1本すべてがラウンド加工されております。

神部　いまでも覚えていますが、僕の子どもの歯ブラシをクラプロックスの歯ブラシに変えた日に、「なんかいつもと歯ブラシ違うね」って言われたのです。日々使うからこそ、本当によいものは違いがわかるのかなと思いますし、さすがクラプロックスと思いました。

日本における"予防"の浸透

神部　予防文化が根付いているスイスと、予

防文化が根付き始めている日本でのアプローチの違いや苦労はありますか。

杉江 スイスの予防文化は隣国であるドイツ文化の継承でもあり、冒頭にもありますようにスカンジナビアにそのルーツをもちます。日本と比べたアプローチの違いですが、そこには比較的安価な日本の皆保険制度に理由があります。保険制度も最近でこそ予防に転換しつつありますが、「壊れた物を修復する」医療施設といった国民の固定概念を、「歯の寿命を延ばす」医療施設へと変える必要があると考えます。そのためにはGBT（Guided Biofilm Therapy）の手順が必要不可欠と考えます。

神部 「壊れた物を修復する」ではなく、「修復の必要がないようにする」、それが理想ですね。当院でもGBTの手順で進めておりますが、ただ「汚れていますね」などと伝えて、歯を鏡で見せたり写真を撮って患者さんに見せたりする以上に、染め出しを行って患者さんに見せる説得力に勝るものはないのではないかと思います。久しぶりにクリーニングに来た方への定期検診への動機付けにもなりますし、その後の検診で、頑張って磨いてきたはずの結果が染め出しを行うと一目瞭然なので、磨けている・磨けていない、どちらの結果にせよ本人も納得してくださいます。そして、染め出しを行うことでわれわれ術者側の取り残しとオーバーインスツルメンテーションを防げます。エアフローは施術が容易なのですが、意外とバイオフィルム除去ができているようでできていないということも染め出しを行うとわかりますね。

当院がGBTクリニックであり、Prophylaxis Masterがあるからと面接に来てくださり、現在も働いているDHが2名います。しかし、明日からProphylaxis Masterがなくなったとしたらおそらく他のGBTクリニックに転職してしまうでしょう。それほどDHにとって違いを感じる製品なのだなと改めて感じていますし、GBTクリニックとして掲載していただいているおかげで、志の高いDHへの求人効果もあります。

池亀 日本でのアプローチは、スイスとは大きく異なる面があります。スイスでは、プロフェッショナルケアでバイオフィルムを除去します。ホームケアでもバイオフィルムを除去する、または不活化するという意識が高いです。スイスでは、約80%以上の人が歯科医院に定期的にメインテナンスに行くことが文化として根付いています。したがって、バイオフィルムの除去の重要性も理解しています。また、歯間ブラシの重要性も理解しており、63%以上の方が使用しています。これが、予防文化が根付いているか、根付き始めているかの違いであるのかどうかわかりません。しかし、スイスでは歯科医院での物販があまり行われておらず、口腔ケアグッズは調剤薬局やドラッグストアで購入するという文化です。それに対し、日本では歯科医院での販売量が多いことにスイス本社では驚いています。

神部 日本人にとっての歯科医院は、まだまだ嫌な場所というイメージが強いですが、限界になってから行くから嫌な場所であって、そうならないように定期的にメインテナンスに行く文化が根付いてほしいですね。保険治療が主体の日本では、エアフローは高価なため、なかなか手が出ないという歯科医の意見も聞きます。そのような現状の日本でも普及し始めているイメージがありますが、実感はありますか。また世界的にもエアフローは浸透しているのでしょうか。そして今後、エアフローを超える製品は出るのかも気になります。

杉江　エアフローが国内で普及し始めているという実感は、その販売台数の増加により少しはありますが、その納品先数が大きく増えていないことにより長い道のりと考えます。保険治療ではバイオフィルムや歯石の除去が治療行為として認められており、その手段は問われないと考えますが、そうであれば患者さんの負担が最も少ない方法を選択するのが医療だと考えます。ヒポクラテスの誓いより以下、引用します。『自身の能力と判断に従って、患者に利すると思う治療法を選択し、害と知る治療法を決して選択しない』。当社の言葉ではエアフローイングといいますが、エアフローによるメインテナンスは世界的に浸透しております。しかし、それはGBTという予防の手順書によるものであり、エアフローという器械ではありません。器械が人を治すことはなく、人が人を治すからこそGBTはつねに患者中心であり、そのための手法を選択します。仮に新たな技術が開発され、それがGBTの手順に合致すれば、それをGBTの手順に加えるべきであり、その観点からするとエアフローを超える製品が出る可能性はあると考えます。

神部　販売数は増えているけど納品先が増えていないのは、同じ医院での追加購入が多いということですね。現在のパウダーはエリスリトールですが、これに変わるパウダーの研究とかも行われていたりしますか。

杉江　エリスリトールに代わるパウダーの研究はつねに行っております。また、それを噴射する装置の研究もつねに行っております。パウダーに必要な条件として3つあります。安全性・機能性・快適性です。安全性のなかには、水溶性であること、食品レベルでの生体親和性、チャンバーやボトル内でのパウダー汚染がないこと

です。機能性のなかには、歯面や歯肉などを傷つけずにプラークだけを除去する硬度かどうか、清掃効率がよいか、湿度で固まらないか、粉の流動性はよいかです。最後に快適性ですが、粒径や風味など、患者さんが不快な気持ちにならずにエアフローを受けられるかを、考えて研究されております。

神部　そこまで研究・開発されているんですね。当院は各ユニットにProphylaxis Masterを設置しておりますが、DHから、「Prophylaxis Masterでクリーニングしてもらえる価値をもっと患者さんに伝えましょう!」と言われて、初診時に検査結果とともにリーフレットを配っております。DHにとっては特別な存在、パートナーといえますね。

杉江　DHにとってProphylaxis Masterは、ベストパートナーではなくオンリーパートナーです。

神部　オンリーパートナー。当院のスタッフは間違いなくそうですね。

人生100年時代へ……

神部　最後に、現代は超高齢社会で、人生100年時代といわれていますが、そこに健康な口腔環境、歯は必要不可欠だと思います。予防先進国で設立された両企業が今後どのように日本の歯科界にかかわっていくのか、またどのような展開を検討しているのか、教えてください。

池亀　歯科に限らず、全世代型での対応が必要であると思っております。若年期、壮中年期はもちろんのこと、乳児期での対応とそれをサポートできる商品提案、高齢期の方ならびに超高齢社会においてサポートしやすい商品提案を心がけていきたいと思っております。スイスは

たしかに予防先進国ではありますが、彼らは日本での高齢期や超高齢社会への商品提案など、日本の動向を注目しています。歯みがきは、義務感からするものではなく、楽しみながら自分自身のさらなる健康・幸せのために行うものであることを、サービスや商品を通して提案し続けたいと考えています。

神部 世界の口腔ケア企業からも日本の高齢社会は注目の的なのですね。高齢化率30％の日本の次は、24％のイタリアです。しかしここには6％の大きな開きがあります。そう考えるとやはり日本への注目度は高まりますね。

杉江 日本は世界一の平均寿命をもつ国ですが、QOLにおいては決してそうではないと聞いております。ホームケアとプロフェッショナルケアの両立、その認知と身近に医療施設が存在することが日本における国民のQOL向上に大きく貢献できると考え、それを社の使命としております。

神部 平均寿命は世界一ですが、健康寿命はそれよりも10年も低いです。やはり元気な高齢者には歯があります。池亀社長が冒頭でおっしゃっていた、「むし歯の洪水」と呼ばれていた世代がいまの高齢者にあたるのかなと思います。自分の歯があることで、食べたい物が食べられますし、噛むことが脳への刺激にもなります。旅行に行けば足腰も使いますし、歯があれば踏ん張りも利きます。日々楽しいことをモチベーションにしていけますよね。そのためにも、ホームケアとプロフェッショナルケアの両立は必要不可欠といえます。

すでに高齢社会は避けてとおれませんが、今後の日本の未来は子どもたちにかかっていると思います。現状、不正咬合の子どもが多いのが現実かと思いますが、乳児期から歯科への意識を高めて、口腔内の育成を行い、歯ならびも改善してう蝕も作らないことが重要です。その結果、最期まで自分の歯でいられたら、それほど幸せなことはないでしょう。また、一人あたりの生涯医療費は2,700万円ともいわれていて、その半分は70歳以降にかかる医療費といわれています。残存歯数と医療費の関係も出ていますが、8020達成者の70歳以降にかかる医療費は、歯のない方の1/5ともいわれています。歯もないうえに病気がちで医療費がかかるより、歯があって健康で、医療費の分も自分の人生を充実させるために使えるほうが幸せですよね。

杉江 そのためにも、ホームケア中心に考えてきた企業と、プロフェッショナルケアを中心に考えてきた企業が、歯科医療従事者とともになり、力を合わせてQOLに寄与することがわれわれの目的であり、この対談の目的ではないでしょうか。そしていつか海外から来た人が、日本人の歯はなんて綺麗なのだろうと思われたら本望ではないでしょうか。

池亀 プロフェッショナルケアが終わった後の家路で、口腔内がすっきりしてツルツルしているのは、とても気持ちよいものです。その状態を、いかに楽しく、高いレベルでキープできるかは、ホームケアにかかっております。楽しく笑顔で歯磨きしながら、唾液もいっぱい出して、いつまでも会話や食事を気兼ねなくできるようになれたら幸せだと思います。

神部 自分自身、生涯自分の歯でいたいですし、美味しいものを食べて、世界中を旅行したいと思います。そのためにはホームケアとプロフェッショナルケアは欠かせませんね。お二人の歯への思いを改めて感じました。本日はありがとうございました。

05 マイクロスコープ

1 アンケート分析

香川県　なないろ歯科・こども矯正歯科クリニック
白﨑 俊
Shun SHIRASAKI

MID-G Point

1	MID-G役員の82.8%がマイクロスコープを所有している
2	1台所有は37.5%、2台所有は20.8%
3	自由診療と保険診療でもマイクロスコープを使用している：95.8% マイクロスコープの動画を録画している：82.1%、スタッフ教育にも活用している：39.3%
4	院長が使用している：42.1%、勤務医が使用している：47.4%、歯科衛生士が使用している：10.5%
5	MID-G役員の96.3%がマイクロスコープを保険算定で使用している そのなかで、手術用顕微鏡加算：77.8%、エナメル質初期う蝕管理加算：18.5%
6	使用治療分野は、歯内療法：100%、保存修復：60.9%、歯周外科：43.5%、補綴治療：34.8%

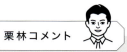

栗林コメント

マイクロスコープを使いこなそう！

　IOSとならび、マイクロスコープも現代の歯科医院運営には必要なものになりつつあります。診療部分においては、歯内療法が代表的診療分野であり、保険算定が可能になったことが大きいでしょう。以前は院長のみが使うイメージが強かったですが、勤務医の採用・長期雇用のためにも勤務医が使える環境を整えることも大切です。また、歯科衛生士の診療業務でも使用してもらう流れができつつあります。

　そして、その静止画・動画を保存して、患者説明であったり、スタッフ教育にも使うことでその効果は飛躍的に大きくなります。

データ解析総論

MID-Gの役員において、80％以上がマイクロスコープを医院に導入している。

マイクロスコープを所有している先生において、37.5％が1台のみの所有で、2台所有：20.8％、3台所有：16.7％、4台所有：8.3％、6台以上所有：16.7％と、約60％の医院で複数台所有している。

約95％がマイクロスコープを自由診療と保険診療の両方で使用している。

使用している機種で最も多いのが、EXTARO300（カールツァイス）とライカM320-D 4K（モリタ）で17.4％、次いで13％でBrightVision LED5000（ペントロンジャパン）となっている。

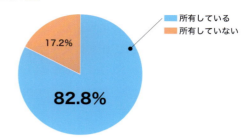

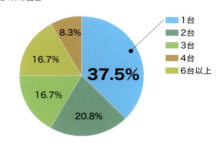

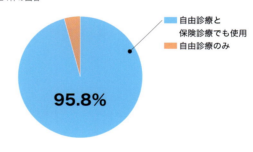

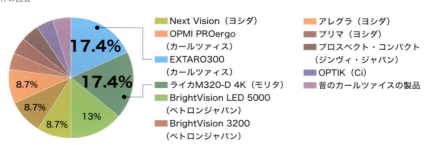

マイクロスコープの使用において、ほとんどの役員が写真や動画撮影をしている。また、その写真や動画を「患者説明に活用」が42.8％、「患者説明とスタッフ教育に活用」が35.7％という結果になった。この結果から、ただ単に治療で視野拡大をするために用いるのではなく、スタッフ教育や患者説明に用いることがマイクロスコープの活用の費用対効果を高めるといえる。

マイクロスコープの使用者について、院長が使用している医院は42.1％、勤務医が使用している医院は47.4％となった。また、歯科衛生士も使用している医院は10.5％である。

院長のみではなく、所属している勤務医であったり、歯科衛生士も使用することでも、マイクロスコープの費用対効果を高めるといえる。

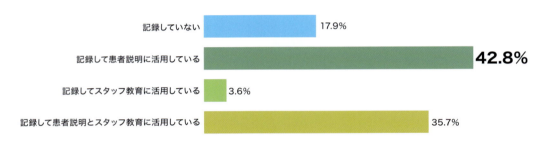

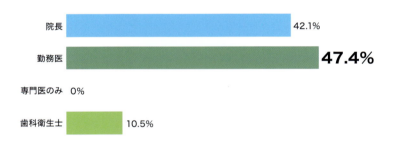

MID-G役員の96.3％がマイクロスコープの使用を保険算定で行っている。算定項目の詳細は、手術用顕微鏡加算は77.8％、エナメル質初期う蝕管理加算は18.5％である。

　自由診療のみではなく、保険診療でも使用することでも、その費用対効果を高めることができるといえる。

　マイクロスコープをどのような治療で使用するかについての内訳は、37.7％が歯内療法、23％が保存修復となった。次いで、歯周外科（18％）、補綴治療（13.1％）と続く。

　歯内療法が予想どおり最も多いが、保存修復など幅広い分野でも活用されていることがわかる。

マイクロスコープによる保険算定をしていますか？
27件の回答

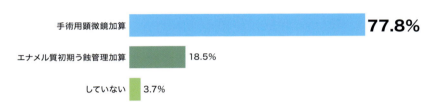

- 手術用顕微鏡加算 77.8％
- エナメル質初期う蝕管理加算 18.5％
- していない 3.7％

どの治療で使いますか？（複数選択可）
23件の回答

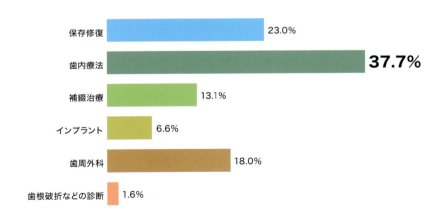

- 保存修復 23.0％
- 歯内療法 37.7％
- 補綴治療 13.1％
- インプラント 6.6％
- 歯周外科 18.0％
- 歯根破折などの診断 1.6％

05 マイクロスコープ

2　Next Vision（ヨシダ）

大阪府　いなだ歯科・こども矯正歯科
稲田展久
Nobuhisa INADA

　当院は大阪府松原市にあり、開業13年目になる。チェアー台数は9台、スタッフは16名、1日平均来院患者数は75名、自費率は45％の郊外型歯科医院である**（図1）**。
　Next Visionを導入した理由は以下のとおりである。通常のマイクロスコープとNext Visionをデモで使ってみたところ、勤務医がNext Visionのほうは覗かなくてよく、慣れやすくとっつきやすそうといったところが購入のポイントになった。また、マイクロスコープが保険導入されたことも大きい。

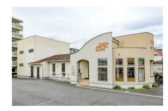

図1　医院外観

　もともと、当院ではチェアーについている口腔内カメラで撮影して患者説明やスタッフ教育に使用していたが、Next Visionを使用して歯内療法の動画を撮影し、実際の動きなどを患者やスタッフに見せられることが大きなメリットと感じる。
　また、Ni-Tiファイルの普及に伴ってファイルの破折問題がどうしてもついて回るが、Next Visionを導入してからは自院で破折したファイルの除去もできるようになった。
　現在は基本的には院長が歯内療法の処置をする際に使用しているが、今後は勤務医にも使ってもらえるように教育していく必要を感じている。
　Next Visionのお勧めポイントは、どの方向からマイクロスコープを向けてもモニターで見られるので、初心者〜経験の浅い先生にとってとっつきやすいところだと思う**（図2）**。不満なところはとくにないが、強いていえば天井から吊り下げることができない点といえる。

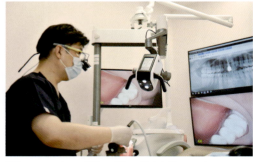

図2　Next Visionを用いて日々、臨床を行っている

05 マイクロスコープ

③ ライカ（モリタ）

香川県　なないろ歯科・こども矯正歯科クリニック
岡上友里恵
Yurie OKANOUE

　初めてマイクロスコープを使用したとき、いままでルーペで見ていたものとは別次元だと思えるくらいに、その鮮明な拡大視野に衝撃を受けた。同時にミラーテクニックを身につけていなかった私には、思いどおりに使いこなせるようになるのか不安を感じたのを覚えている。

　マイクロスコープを用いるメリットは大きく2つあると考えている。

　1つ目は、"見える"こと。たとえば、う蝕除去ではう蝕の取り残しや不要な歯質の削合がなくなる、充塡では歯質とマトリックスの適合度合いを確認できる、細かい辺縁隆線を再現できる、支台歯形成ではフィニッシュラインをよりスムースに仕上げることができる、根管治療では根管内部の状態まで確認できるなど、"見える"ことで各ステップの処置をより確実に行うことができ、その積み重ねが治療の精度を格段に向上させ、再発を予防し、長期的な予後に繋げられる。

　もう1つは"魅せられる"こと。当院では保険・自費にかかわらず、マイクロスコープを使用して治療中の動画を撮影している。そして、治療後はその動画を患者さんに見てもらいながら説明を行う。

　いままではどのような治療を受けているのかわからず、説明を聞いても十分に理解できなかった患者さんが、実際に動画を見ることで安心して治療を受けてくれる。患者さんに"魅せる"動画にするために、治療前・治療後のみならず、途中のステップを要所で押さえて1本の動画にストーリ性をもたせるように心がけている。そして、その動画に魅せられ、治療のクオリティを理解し、自費治療へと繋がっていく。臨床において、コンサルテーションに欠かせないツールになっている。

　当院に勤務するまでの卒後6年間はマイクロスコープと無縁だったが、いまはインプラント治療や外科処置を除くほとんどすべての治療をマイクロスコープを用いて顕微鏡下で行っており、治療には必要不可欠だと断言できる（**図1**）。

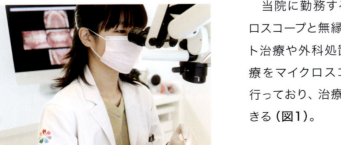

図1　臨床においてマイクロスコープは欠かせない

06 エンドモーター、チェアー、X線

1 アンケート分析

香川県　なないろ歯科・こども矯正歯科クリニック
白﨑 俊
Shun SHIRASAKI

MID-G Point

1	エンドモーターの使用率は100%
2	保険診療と自由診療の両方で使用している施設は約70%と最多であった
3	最も使用されているのはトライオートZX 2で60%
4	そのモーターを選んだ理由について、第1位が「治療効率がよい」が46.7%、「Ni-Tiファイルの特性を活かせるから」が40%と第2位
5	勤務医も使用している医院は93.5%
6	最も使用されているNi-Tiファイルはwave one goldである
7	使用しているエンドモーターの欠点は、「金額が高い」が最も多い53.8%
8	現在、使用しているエンドモーターの満足度は8.1点

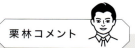

栗林コメント

これからの日常臨床で必要となるアイテム

　エンドモーターを使用しているMID-G役員は100%でした。現在の日常診療においてはなくてはならないものになっています。勤務医採用・長期雇用のためにも、院長のみならずすべての歯科医師がエンドモーターを使用することを特徴とした歯科医院があることも興味深いです。全体的に満足度も高く、これからの日常臨床において、なくてはならないものといえそうです。

データ解析総論

エンドモーター

エンドモーターを使用しているMID-G役員は100%であった。

使用頻度をみると、保険診療と自由診療の両方で使用しているMID-G役員は約70%と大多数を占めた。自由診療のみで使用している施設はわずかであり、日常診療の効率化のために多くのシチュエーションで使われていることがわかる。

実際に使用されているものとしては、トライオートZX2が最も多く60%と最多だった。ついで、X-スマートプラスが33.0%と多く、両方を使用している施設もあった。
ファイルで最も選ばれているものは、wave one goldで48.3%と最大だった。

エンドモーターを使用している歯科医師は院長のみならず、すべての勤務医が使用している施設が93.5%と大多数を占めた。

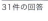
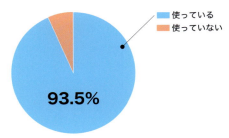

勤務医も使っていますか?
31件の回答

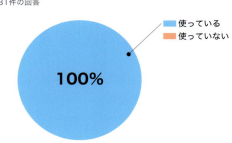

エンドモーターを使っていますか?
31件の回答

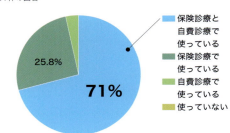

いつ使っていますか?
31件の回答

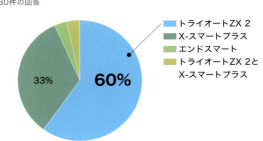

どのエンドモーターを使っていますか?
30件の回答

現在、使用しているエンドモーターの欠点として、高額であることが53.8%と最も多かった。

満足度は全体平均で8.1点と高かった。トライオートZX2を使用している施設の満足度は7.8点と平均より少し低かった。追加してほしい機能としては、ファイル破折防止機能が多かった。勤務医にエンドモーターを使用させていない施設の回答では、ファイル破折のリスクがあるため、勤務医は使用していないと回答があった。

全体としての満足度はかなり高いが、ファイル破折などの偶発症をいかにマネジメントするのかが大事であることがわかる。

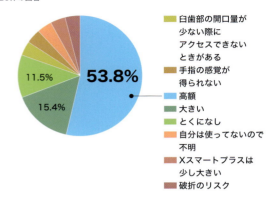

チェアー

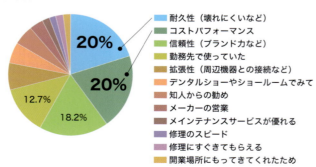

Chapter 1 注目の最新器材

X線

パノラマX線のメーカーは何ですか？
27件の回答

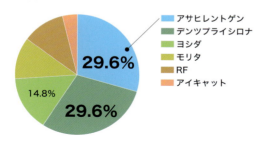

CTのメーカーは何ですか？
27件の回答

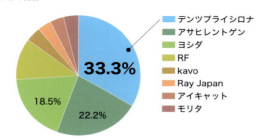

X線写真の管理方法は何を使っていますか？
35件の回答

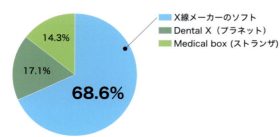

X線写真を患者に説明するときに使うソフトは何ですか？
35件の回答

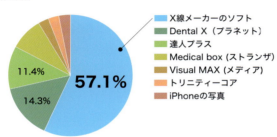

Special Symposium

特別座談会3

国内企業が挑む
歯科医院DX改革
モリタ新ショールームが見据えるこれからの歯科医院

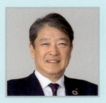

株式会社モリタ代表取締役社長
森田晴夫
Haruo MORITA

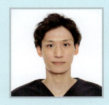

神奈川県
エムズ歯科クリニック磯子
松尾一樹
Kazuki MATSUO

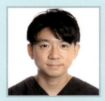

神奈川県
エムズ総合歯科クリニック菊名
石渡弘道
Hiromichi ISHIWATA

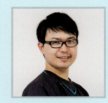

香川県
なないろ歯科・
こども矯正歯科クリニック
白﨑 俊
Shun SHIRASAKI

新ショールームに込めた
モリタのVision

松尾 2023年5月10日に、モリタがJR御茶ノ水駅の目の前、地下鉄新御茶ノ水駅直結の新お茶の水ビルディング4階にDental Plaza Tokyoを開設しました。その広さは実に約300坪を誇り、2007年に有明・湾岸エリアにオープンした従来のショールームの約3倍の規模となっています。

石渡 新しいショールームは、最新機器の体験ができる体験型ショールームとなり、研究、学習、トレーニングができる複合的施設となっています。今回、この新しいショールームにモリタがどのような思いを込めたのか、そして、さらにはこれからの日本歯科医療界にどのような「DX」のビジョンを描いているのかを、本日はインタビューさせてもらいたいと考えています。

森田 もともとは、上野にある本社内に小さなショールームとセミナールームがあり、そこで製品の紹介やセミナーを行っていました。その後、私たちの先進的な取り組みをより強く打ち出すため、東京ビッグサイト前のビル内にショールームを移転しました。そこではビル内の会議室を利

特別座談会3

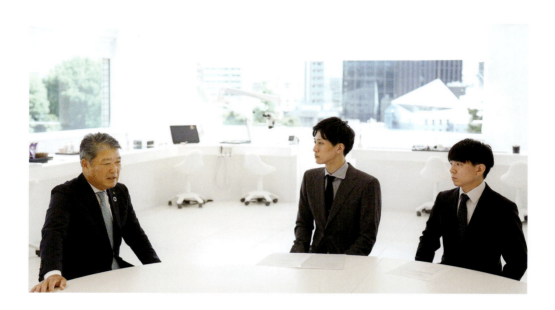

用してセミナーも開催できましたので、非常に融通が利く場所でした。そして16年の間、多くの先生にお越しいただきました。

松尾　今回、そのショールームを移転した理由は何なのでしょうか。

森田　ショールーム移転の理由は大きく分けて2つあります。1つ目は私たちがご紹介したい商品群が従前から大きく変わってきたこと。もう1つがご来場いただく方々の利便性です。

　私どもは以前より教育システムの開発に力を入れてきましたが、シムロイドという模擬患者シミュレーションロボットの開発をきっかけに、さまざまな教育用のシステムを多くの学校が集中する御茶ノ水あたりで、多くの先生や学生に共有してもらえる場を提供したいと考え、適切な場所を探していました。

松尾　御茶ノ水は私の母校である東京医科歯科大学がすぐ近くにあります。学生時代に過ごした街ですし、東京ビッグサイトより馴染みがあ

ります。利便性は格段に上がったように感じます。

森田　当初はその教育用のセンターは有明のショールームとは別に作ろうと考えていました。一方、そのころからデジタル製品がどんどん増えて来たことで、それらの検証・教育・サポートを行えるセンターの必要性を感じるようになりました。そのセンターのテストケースを、まず大阪に作りました。

白﨑　それが大阪のMDSCでしょうか。

森田　そうです。MDSCの正式名称はMorita Digital Solution Centerです。デジタルデンティストリー、デジタルトランスフォーメーションに関する器械材料や情報機器を、部門やジャンルで分けることなく、今後どのようにデジタル全般を歯科医療に導入していくかを示した場所です。こちらをテストケースとして、いずれ近いうちに東京にも同じような施設を開設しようと計画していました。

白﨑　実際に私も歯科医院開業前に大阪MDSCを見学させてもらいました。デザイン性

099

Special Symposium

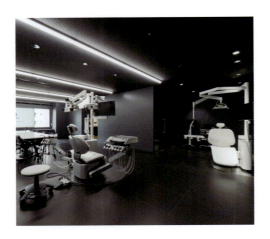

の素晴らしさのみならず、当時からデジタル分野を率先して展示していたのを覚えています。

森田 デジタルに関する検証・教育・サポート、またその組み合わせを、私たちの方でも実践しています。果たして本当に有益な製品なのか、どのように使用するのが最も効果的なのかを多角的に検証しています。その結果、それを歯科医師の先生に自信をもってモリタのデジタルソリューションとしてご紹介できています。

松尾 いままでの歯科産業は大学教育機関が業界を率先してきました。しかしながら、デジタル化の波の速さがゆえに大学教育が追いついていない側面があります。企業が主導して歯科医療現場へのデジタル化を推し進めています。その是非をしっかりと自社で吟味してくれているのはありがたいです。

森田 もう1つの理由の利便性についてですが、お台場付近の交通の便が思いのほか発展しませんでした。東京都内の先生はお越しいただきやすいのですが、遠方の先生がご来場しづらいという意見を多くいただきました。それは、社員にとっても同じです。想定していたような交通網が発達しなかったので先生やスタッフにとってアクセスがあまりよくありませんでした。

石渡 たしかに、私は都内に在住していますがビッグサイトに行くとなると少し腰が重くなります。

森田 そんな折、御茶ノ水のこの物件の話が舞い込み、いままでの構想を実現できる機会だと考えました。そして、その構想を含んだMDSCの東京版を作ることにしました。もともとはフロアの半分のスペースをお借りする予定でしたが、下見の段階でもう半分のスペースも空いていることを知り、そこを借りれば、お台場のショールームの移転や教育センターの開設も可能と考え、丸々1フロアを借りることにしました。

松尾 いままで見てきたショールームのなかでも格段の広さを有しているのは、そのような理由があったのですね。

森田 結果としてこれまでのさまざまな構想が実現できました。また、上野の本社にも近く、JRや地下鉄などの交通の便も発達しており、大学が多くたくさんの学生がいるこの場所を選んでよかったと思っています。ショールームも十分なス

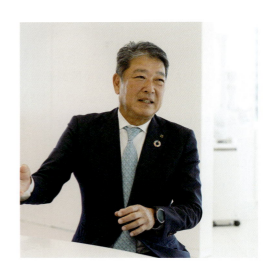

ペースがあるので、製品の陳列ではなくシステマチックに製品を紹介できました。

松尾 ショールームは診療内容・テーマごとに商品が分かれているだけではなく、実際のクリニックをイメージしやすい形態になっています。チェアーなどの商品を置いた際の広さの感覚などもわかりやすくなっています。

石渡 学生も自由に訪れて製品に触れることができるとお聞きしています。自分が学生のときにこのような施設があったらうれしかったです。モリタ製品でどのようなクリニックができあがっていくのかを、リアルに想像できるショールームになっているように思います。

森田 当社は、1960年代に提案した「水平診療」から始まり、さまざまな製品およびコンセプトを提唱してきました。ただ単に製品を販売するのではなく、診療環境全体を提案できることがモリタの強みだと自負しています。

それを感じてもらうためには、一つ一つ商品を紹介しても伝えることはできません。実際にクリニックにおいたらどのようになるのか、患者さんが来院されてからの一連の流れをイメージしてもらう必要があります。

松尾 それが、このショールームでできるようになったわけですね。正直、ここまで広いショールームを見たことがなかったので驚いたのですが、お話を聞いてその理由が理解できました。

森田 おかげさまで、いまでは多くの先生にご来場いただいております。

モリタが感じる2023年のIDSの振り返り

松尾 2023年のIDSの話に移りたいと思います。森田社長は今回のIDSをどのように感じましたでしょうか。

森田 モリタグループは、いち早く歯科医院のデジタル化に取り組んできました。Digital X-rayに始まり、その他さまざまなデジタルデータを繋ぐ提案をしてきました。2017年のIDSでは、MR（Mixed Reality）を用いたインプラントやエンド治療におけるシミュレーション支援シ

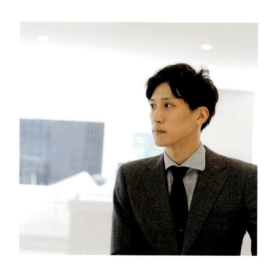

ステムをコンセプトモデルとして作り、注目を浴びました。そのころはちょうどバーチャルリアリティーが今後、使用されていくだろうという流れもありました。

コロナ禍の際は参加しませんでした。その次が今回の2023年でした。今回、バーチャルリアリティーの波がきたかというと、そうではありませんでした。このコロナ禍で新しいデジタルテクノロジーが出てきたので、クラウドやAIの活用、また、CAD/CAMや3Dプリンターなどが先生にアピールされ、実用化されやすいとバーチャルリアリティより先に多くの展示があったのが今回

Special Symposium

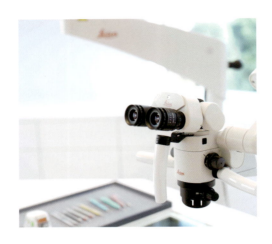

のIDSの印象です。そして、今回はプレーヤーが変わっていて、クラウドやAIに関して紹介している企業が出てきたり、新興国の中国や韓国が台頭してきたというイメージです。

松尾　MID-G最高顧問の荒井先生は、今回のテーマは「クラウドとAI」と総括していました。それについてもご意見をうかがえたらと思います。

森田　クラウドとAIについてですが、それぞれ使用される目的が異なっていて、AIはいろいろな診療支援を行い、クラウドはAIの元になるビッグデータを集める部分、また、そのセキュリティーサービスになります。

松尾　トリニティーコアがモリタのクラウドの中心だと思います。今後さらにどう展開していくのでしょうか。

森田　トリニティーコアは、診査・診断に用いる患者に関するさまざまな情報を一覧できるようなプラットホームになります。そのため、「コア」と名付けています。

白﨑　MID-G役員でも多くの先生がトリニティーコアを使用しているイメージがあります。

森田　モリタの強みは新しくできた技術、新製品の紹介に留まらず、それらを歯科医院においてどのように使用することが効果的なのかまでを、提供できるところにあります。繰り返しになりますが、私たちは製品の提供のみならず、システムの提供が使命だと考えています。

石渡　最近はさまざまな企業が新しい製品を発表しています。業界の発展のためには、ベンチャー企業などが登場して風通しをよくしていくことはもちろん大事だと思っています。しかし、包括的なシステムを構築できるかというと別の問題が生じてしまいます。

白﨑　製品単体で見ると、とても優れている製品はたくさんあるように思います。しかし、森田社長がおっしゃっているように歯科医院は1つの製品で完結する組織ではありません。さまざまな製品を連携させる必要があります。その結果、連携に支障が出て、個の製品のよさが損

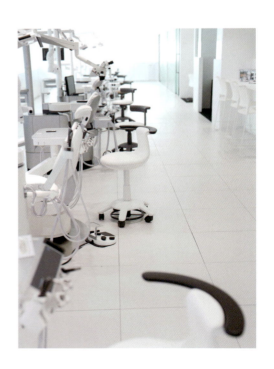

なわれることも多々あります。

森田　モリタは統合した1つのプラットホームを作り、患者情報を一覧で見られるところにこだわりました。いかに臨床現場で使われるかということをイメージして、使いやすいシステムを作るのがわれわれの役目だと感じています。それが、トリニティーコアだといえます。MID-Gでは、今回のIDSの総括を「クラウドとAI」とされていますが、私たちも以前より「クラウド」の可能性に注目してシステムを作り上げてきました。

松尾　1つのメーカーでシステムを完結させることはとても重要だとわかるのですが、現状は難しいです。さまざまなメーカーの連携が必要だと思うのですが、トリニティーコアは他社との連携についてはいかがですか。

森田　トリニティーコアも、さまざまなユーザーインターフェースを搭載しているので、いろいろな検査機器やメーカーと連携できます。実際、当社から他メーカーに働きかけ、相互にデータの変換ができるように基本的な合意を交わしている例もできています。クラウド化に関しても、いままでAIのためのビッグデータは個人情報の観点から、患者の同意をもらわないと用いられないなど取り決めがありました。最近はルールが少し変わり、匿名化すればAIの開発に使え、ビッグデータとして取り扱えるようになりました。これにより、クラウド化がさらにAIの発展に繋がればよいなと考えています。

モリタが考えるDXと歯科医院作り

松尾　今後、DX化により歯科医院はどのように変化していくとお考えでしょうか。

森田　われわれとしては、ずっと昔から「患者さんが行きやすい歯科医院」「先生が治療しやすい歯科医院」を作るお手伝いをしてきました。歯科医院という場所は、患者さんにとって「痛いところ」、「治療費が高いところ」、「待ち時間・治療時間が長いところ」、などネガティブなイメージがあり、なかなか行きにくいところだったと思います。そこを、「わかりやすい」、「気持ちがよい」、「丁寧で正確な治療をしてくれる」というイメージをもってもらえるような環境づくりを、今後も提供していきたいです。患者さんにとっても、先生にとっても快適で、先生は正確な治療ができて、患者さんがハッピーになれるよう取り組んでいきたいです。そのような本質はデジタル化をすることで変わることはありません。歯科医院が目指すべき方向性というものは変わらないと考えています。モリタは、「部分最適から全体最適」をキーワードに、よりシームレスに効率よく運用してもらうために「サーキュラー型診療モデル」MDS（Morita Digital Solution）をご提案しております。

松尾　モリタ社内で行っているDXは、何かありますでしょうか？

森田　弊社には、DX推進室という部署があります。そこでは、提供する製品・サービスに関するDX、社内業務のDXの両方に取り組んでいます。実際は、情報システム部門と商品開発部門を統合する組織を作っています。ただ、そうはいってもやはり時間がかかりますので、外部からDXにかかわる人材の募集もしています。自社だけで、DXを進めるのは困難で時間がかかる部分もありますので、社外にいろいろなパートナーシップをもち、われわれはその中心にあるHubとして、今後それぞれをコーディネートしていければ

と思います。優先順位をつけて、必要とされているものだけをDXして取り組んでいます。

AIの可能性とこれからのVision

松尾 モリタとしては、AIをどのように見据えていますか。また、それに向かってどのように準備していますか。

森田 さまざまな補助金等の後ろ盾もあり、多くのベンチャーがAIに取り組まれています。まだよちよち歩きのAIばかりですが、これが今後の成長次第で非常に役立つものになると考えています。

白﨑 「シンギュラリティ」という言葉があります。これは、AIが全人類の頭脳を超えるタイミングを表しています。

森田 私はAIに人間が使われるということはなく、すべてAIを使う人間次第であると思います。AIは過去の事例やその他さまざまなものを参考にして、スピーディーに確実な答えを出したりと、人間に取って代わる仕事をすることが期待されています。しかしながら、創造やクリエーションは苦手であるように感じます。

松尾 現時点での情報だと、AIと人間の棲み分けが必要なようにも感じます。

森田 AIが得意な分野と不得意な分野はもちろん今後も残ると思います。労働力としてのAIは大きな可能性を秘めているでしょう。AIというのは限りない無償の労力・サービスを提供してくれる資源です。いま人間が行っているような仕事をどんどん取って代わってくれるようになれば、人間は楽に、より短時間で大きな成果を出して豊かになれるでしょう。

　現在、一生懸命に人間が動いて、エネルギーを使うような仕事も、AIを用いれば資源を使わずに成果を出していくことも可能なのではないかと思います。AIは、人間のよきサポーターになるでしょう。国のいろいろなサービスなども、AIやロボットが全部引き受けてくれるとよいと思います。そのなかで、人間ができることを大事にするべきだと考えます。

白﨑 2022年に開業した沖縄にある私のクリニックはデジタル化を進めています。その特徴として受付を無人化しました。だからといって、当院はお会計やアポ取りなどを無人で機械が行うシステムにはしていません。どこで人と人との接点を残すかということを考えたときに、あえて自動精算機を入れずにスタッフが患者さんのところに行って会計をすることで、人同士の繋がりを残せるのではないかと考えました。極度のデジタル化は味気なさを生み出してしまう可能性があるのではないでしょうか。やはり、私たち人間は、人と人とのかかわりを深層心理で求めているはずです。森田社長は、人と人との接点をどこに残すべきだとお考えでしょうか。

森田 人間は不便さを楽しんだり、無駄なことをする生き物です。その反対に、ロボットやAIは効率化を追求していきます。だから、人間が求めている遊びの部分を、ロボットとうまく共存させる必要があると思います。最近、会話ができるAIロボットがあったり、受付が機械化されている医院があります。でも、その機械だけでは味気ない。機械化が進んだコンビニなどでは、誰にも会わず喋らず、自分で勝手に会計をして終わることも可能だと思いますが、会計時に人と会話をするのを楽しむ人もいるかもしれません。

白﨑 AIができることが増えると、逆に人間性

や人間力が問われる時代が来るのではないでしょうか。歯科医院のあり方も変わってくると考えていまして、時代の流れ的に新規開業医院が大型化していくのは難しいと思います。これからはチェアー数を少なくして、顧客満足度を上げていくという展開が増えてくると思いますが、いかがでしょうか。

森田　最近は開業費の高額化が進んでいます。その結果、開業時のチェアー数が減っています。将来的に増やすスペースだけ作っておいて、実際は2、3台から始めて、うまく回れば規模を拡大していくという流れが多いと思います。水平診療を始めた1960年ごろは、う蝕の患者さんや子どもたちが待合室で溢れて、1時間待っても診療時間は数分というような時代でした。そこからは時代がどんどん変わり、いまは一人ひとりを正確に丁寧に診るという状況のなかで、デジタルやマイクロスコープを組み合わせます。患者数が減ってきたら減ってきたで、1人あたりにかける時間は増えていますから、チェアー1台がもつべき機能が変わってきているかなと思います。AIが情報センターとして機能し、歯科医師が治療する場にある"コックピット"でその情報をフル活用できる、私たちはそのような環境を提供することを目指しています。

白﨑　一歯科医院がどういう準備をすればよいのでしょうか。私はAIテクノロジーが好きで、個人レベルで歯科医院への応用を検討しています。たとえばAIにパノラマX線写真のような規格性のあるものから学習させます。最近では、パノラマX線写真から埋伏智歯の難易度を測定するAIソフトを作成しました。モリタとしてはどのようにお考えでしょうか。

森田　AIなら、パノラマX線写真から歯式を生成するのは簡単だろうと、10年以上前にはいっていました。しかしながら、法律の問題から日本では患者データが使用できないという壁に当たりました。海外では当然にできることが、日本では行えないことも多々あり、海外に遅れをとっている分野も多くあります。それらのコアテクノロジーは海外でどんどんと確立されつつありますが、当社としましては追いつけるように独自の研究開発を続けたいです。加えて、それらの先進的な要素技術をうまく取り入れ、必要に応じて戦略的パートナーシップを構築しながら当社の強みを活かして、日本のみならず世界の歯科界をリードできる存在であるよう努力を続けて参ります。

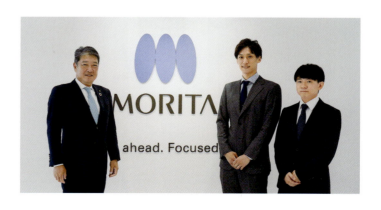

Thinking ahead. Focused on life.

Morita Digital Solution
部分最適から全体最適へ
モリタだからできるシームレスなDX
それがMDS。

MDS（Morita Digital Solution）とは
クリニックにおけるすべてのステップ・プロセスにおいての全体最適化。
限られた方への恩恵ではなく、すべてのスタッフ・すべての患者さんに対してDXの恩恵を受けて頂けるDigital Solutionです。

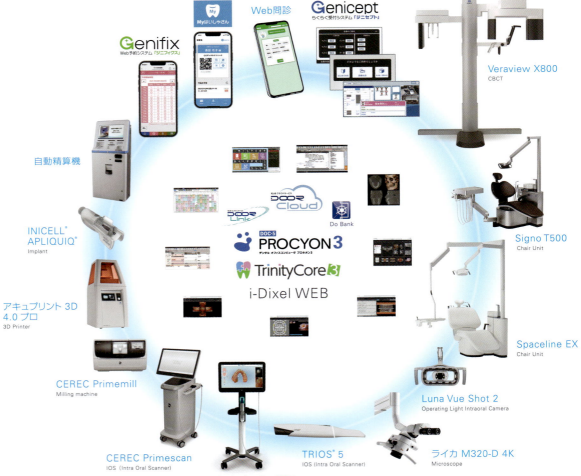

Chapter 2

診療を支える
院内システム・ツール

01 アポイントシステム

1 アンケート分析

香川県　なないろ歯科・こども矯正歯科クリニック
白﨑 俊
Shun SHIRASAKI

MID-G Point

1	クリニック数1医院の施設は52.8% 分院がある施設は47.2%
2	Apotool & Box for Dentistを導入している施設は61.1%で最多となり、DentNetを導入している施設は13.8%となった
3	Apotool & Box for Dentistを利用している歯科医院で、分院があるのは36.4%、DentNetでは60%
4	現在、使用しているアポイントシステムの満足度は平均7.75点
5	Apotool & Box for Dentistの満足度は平均8.0点
6	DentNetの満足度は平均6.2点
7	アポイントシステムの使用期間は6年以上は44.5% 導入して1年未満は16.7%
8	MID-G役員の開業平均年数は13.1年
9	Apotool & Box for Dentistの使用年数について、導入して1年未満は27.8%、3年未満の施設は52.8%、6年以上の施設は25.0%
10	Apotool & Box for Dentist導入1年未満の施設の満足度は7.7点、導入6年以上の施設の満足度は8.0点
11	DentNet使用の80%の施設は11年以上使用している

> 栗林コメント

アポイントシステムは次の時代へ

電子アポイントシステムを導入しているMID-G役員は100%であり、紙でアポイント管理する時代は終わったといえるでしょう。さらに時代は進み、電子化することが最終目的ではなく、その先の拡張性までもが求められる時代になったといえるでしょう。

アポイントシステムはその変化を象徴するデバイスと考えます。その変化の最たるものにクラウド化が挙げられます。

患者情報をクラウド化して管理することは、分院展開をしている先生のためだと思われているかもしれませんが、そうではありません。一院でもクラウド化しているMID-G役員もたくさんいます。ただ単にアポイント管理するのではなく、サブカルテや分析ソフトにアクセスすることで、よりよいクリニック運営を実践していきましょう。

MID-G役員アポイントシステム使用状況

電子アポイントシステムを導入しているMID-G役員は100%であり、紙でアポイントを管理する時代は終わりに近づいている。

そのなかで最も使用施設が多かったアポイントシステムはApotool & Box for Dentist（以下、アポツール）である。実に61.1%の施設がアポツールを採用しており、次いで13.8%の歯科医院がDentNetを採用していた。この2社で実に約75%の割合を占めている。

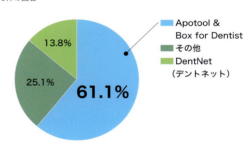

使用アポイントシステム
36件の回答

- Apotool & Box for Dentist 61.1%
- その他 25.1%
- DentNet（デントネット）13.8%

クリニック数をみると、1医院のクリニックは52.8%と最も多く、2医院は16.7%、3医院は8.3%となる。アポイントシステムを電子化、クラウド化するのは、複数医院開業されている施設向けと思われるかもしれないが、現状はMID-G役員の半分は1クリニックでの運用となっている。

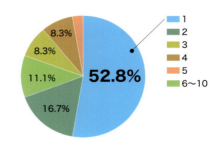

クリニック数
36件の回答

- 1 : 52.8%
- 2 : 16.7%
- 3 : 11.1%
- 4 : 8.3%
- 5 : 8.3%
- 6～10

現在採用しているそれぞれのアポイントの使用歴を調べたところ、6〜10年が最も多く、次いで11年以上、0〜1年が16.7%と同率で続く。5年以上同じシステムを採用している施設は58.4%であり、一度採用したシステムは長期間使用する傾向があることがわかる。その反面導入してまだ0〜1年の施設が16.7%存在することにも注目したい。開業して複数年のMID-G役員がほとんどのことを考えると、開業してから1回はアポイントシステムを変更していることがわかる。

　使用施設が最も多いアポツールは導入して0〜1年の施設は27.8%であり、3年未満の施設は52.8%と半数近くの施設が導入して3年未満であることがわかった。近年、アポツールに変更している先生が増えてきていることが予想される。一方、DentNetは導入している役員のすべての先生が10年以上使用していることがわかった。

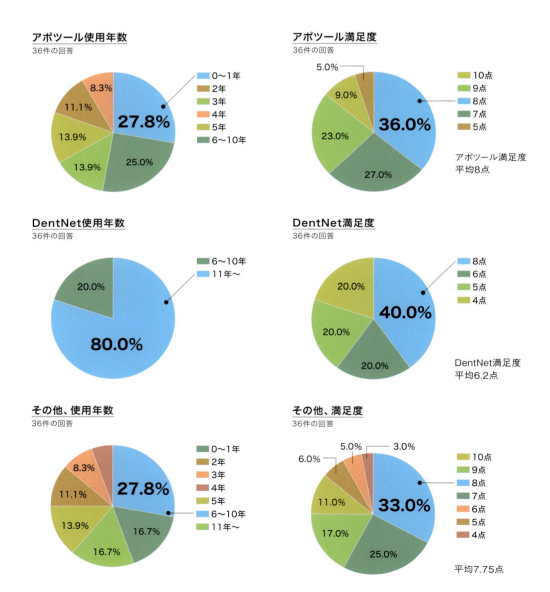

システムの満足度をみると、現在、使用しているものに対しての満足度は平均7.75点となっている。アポツール使用施設の平均満足度は8.0点であり、DentNet使用施設の平均満足度は6.2点となっている。アポツール導入施設をさらに調べると、導入1年未満の施設の満足度は7.7点なのに対して、導入6年以上の施設の満足度は8.0点となり、導入して経過が長い施設ほど満足度が高い傾向にあった。このことから、システムを導入してから使いこなし、満足できるレベルまで達するのには時間がかかる可能性があることが示唆された。

データ解析

　満足度の内訳を実際にみていきたい。何よりもWeb化、クラウド化によって、いつでもどこでもアポイントシステムを確認できるのがよいという意見が多かった。そして、レセコン、サブカルテの連携の可否もそのシステムを評価する1つの要因である。さまざまなツールと連携できるものは評価が高い傾向にあるものの、連携ができないものは評価が低い傾向にある。意見のなかにはシステムの開発の速さと分析力を重視している意見も散見される。

　アポツールでは、とくにインテリジェンス機能が評価されている。歯科医院経営状況を可視化するツールであろう。また、キャッシュレス決済であったり、口腔内写真、X線写真などが連携できるものが評価が高い傾向にある。

　アンケート結果を分析していくと、紙管理が単にデジタル化しただけではなく、さまざまなデバイスと連携することで、さまざまな情報を可視化できるようになってきたといえる。しかしながら、すべてのデバイスと連携できるとは限らず、他社との連携においては制約がある可能性があるので、注意が必要である。その制約を回避するために、すべて同一メーカーの製品を運用しているMID-G役員もみられた。

01 アポイントシステム

2 Apotool & Box for Dentist（ストランザ）
患者さんとのコミュニケーションで活用する

香川県　なないろ歯科・こども矯正歯科クリニック
白﨑 俊
Shun SHIRASAKI

アポツールを選んだ理由

アポイントシステムにApotool & Box for Dentist（ストランザ：以下、アポツール）を選んだ理由は、大きく分けて5つある。

①クラウドタイプのアポイントシステム

アポイントシステムは、クラウドタイプのアポイントシステムになる。現在、多くのアポイントシステムがクラウドタイプを採用しているが、クラウド上でどこからでもアポイント状況を確認できる必要があった。

②パノラマX線写真、デンタルX線写真もクラウド管理できる

導入のきっかけとしては、この点が最も大きかったと考える。アポツールはX線写真などもカルテ番号と紐づいており、クラウド上でどこからでも確認できる。このシステムがあることで、当院のように香川県、沖縄県、兵庫県の遠方で開業していてもスムーズな医院運営が可能になった。

③患者さんにX線写真、口腔内写真などをアプリで提供可能

分院である、那覇・おもろまち医院（沖縄県）では、医療情報の非対称性の改善を目指している。これは「医療情報は本来、誰の所有物であるのか」というように、患者さんの医療情報なのにもかかわらず、本人はいつでも見ることができないという問題である。それに、歯科医療においては、歯科医師が「今回はむし歯が深かったです。抜髄しましょう」といった一言で治療方針が決定してしまうことがある。もちろん、診療の特性というもので一概に比較できないが、医科ではさまざまな医療情報をもとに患者さんに治療方法を説明することが多いそうだ。

歯科医療でも、医療情報を患者さんが所有することで口腔内に関する意識を高めてもらい、オーラルヘルスケアの促進を図りたいと考えていた。X線写真を患者さんに提供することで、現状がどのような状況なのか、どのような治療を受けたのかをより理解してもらいたいと考えている。

④QRコードで患者の来院がわかる

那覇・おもろまち医院では、新しい取り組みとして受付を無人とした。受付に常駐するスタッフがいないので、とくに既存患者は来院したことがなんらかの方法でスタッフに伝わ

る必要があった。その点、アポツールでは患者がQRコードを読み込んでもらうことで、アポイント表に来院が反映される仕組みになっている。これは、当院の受付無人化の仕組みを可能にする1つの大切なポイントである。

⑤経営数値が集計可能

オプションにはなるが、アポツールはさまざまな経営数値を集めることが可能となる。当院には経営戦略室があり、そこに事務局と秘書課がある。喩えると、情報は元素の「C（炭素）」のようで、取り扱い方次第では「炭」にも「灰」にも「ダイヤモンド」にもなり得ると思う。そもそも情報をただ集計するだけでは、「炭」になってしまうが事務局によってまとまった情報を「ダイヤモンド」に変えられると考えている。したがってさまざまな自動集計をしてくれるこのツールは、事務局の効率アップに欠かせない。

当院のアポツールの使い方

当院はキャンセル率、キャンセル対応に基づいて患者管理を行う。すべての患者はAランクから始まり、前日キャンセルで1ランク、当日キャンセルで2ランク下がる。また、トータルのキャンセル率に応じて、A、B、C、D、Eランクをつけている。この結果をもとに、たとえばEランクの人は30分枠でのみアポイントを押さえ、Eランクの人が並列にならないようにしたり、患者が混み合う夕方、土曜・日曜日にはアポイントを入れないようにしたりといった対応を全スタッフに周知している。

なお、那覇・おもろまち医院への電話は、香川・多度津医院に電話が転送される仕組みになっており、両医院のスタッフでもこれらのルールが共有されている。

スタッフの声

那覇・おもろまち医院　副院長・歯科衛生士　伊藤瑞希

那覇・おもろまち医院は、開業当初からアポツールを使用しています。香川・多度津医院と違って途中からの変更ではなかったので、導入時に大きなトラブルはなく進められたと思っています。受付を無人化した那覇・おもろまち医院は、スタッフ人数を最小限で運営しているので、QRコードで来院登録できるのはとても助かっています。

また、X線写真を患者さんに差しあげることも、とても喜ばれています。加えて、ささっとPayは、会計方法の多様化をもたらしました。中学生や高校生が現金やカードをもってくる必要はなく、ささっとPayで保護者のカードに支払いを請求することも可能となり、たいへん喜ばれています。

01 アポイントシステム

3 Apotool & Box for Dentist（ストランザ）
患者情報や診療状況を可視化する

神奈川県　高津デンタルクリニック163
山井裕生
Hiromi YAMAI

　デジタルは「人の生活を豊にするために活用されるべき」であると私は考える。また、MID-Gでは歯科医院運営において、「教育体制の構築」と「設備投資」は、歯科医院の事業永続に必須であると考えている。
　本項では当法人で取り扱う「Apotool & Box for Dentist」（以下、アポツール）を紹介したい。

Apotool & Box for Dentistの導入理由

　アポツールとは、ストランザの開発した歯科専用の予約管理システムであり、現在2,000を超える歯科医院で導入されている。
　当法人の導入理由として、電子カルテへの移行に伴うデジタル化を検討した際、以前利用していたシステムと比べてより細かい患者管理や分析が行えること、チェアーごとの表示や当日の出勤スタッフごとの表示、Web予約の自動受け入れの可否を選択できるなど、多くの点で当院の診療スタイルに合わせた設定が可能であった点が挙げられる。
　スマートフォンで利用できる診察券アプリ「私の歯医者さん」と連動させることで、自動で予約の管理、変更、リマインドなどを行うことができる。従来の紙ベースの診察券とは違い、新規の予約および予約の変更をした際にはアプリの予約情報が更新される。そのため、予約の記入ミスや電話で変更を行った際の誤認識など、人為的ミスによる予約キャンセルや患者さんを待たせることなく予約管理できている。
　アプリには家族全員の診察券情報を登録可能であるため、患者さんは何枚も診察券を持ち歩く必要がなくなり、スマートフォンひとつで予約と治療履歴の一括管理できるようになった。
　また、当法人ではアポツールの機能のなかでも「キャンセル待ちリスト」を活用している。キャンセル待ちの患者さんは、日時、期間、処置内容や担当術者などを細かく設定し、リストで管理が可能である。登録されている日時にキャンセルが出ると、ワンクリックでリストから該当の患者が表示される。こうして、キャンセル待ち患者への連絡効率と予約のリカバリー率が格段に上がった。
　Web予約に関しては、当院では現在、新規患者の予約のみ自動受付としているが、これだけでも電話やメールの対応に生じる手間と時間が削減された。近年のWeb予約が重要視さ

れる状況からも、時間のかかるやり取りなしで予約が取れるのは、患者さんにとっても大きな利点であると感じている。

　予約状況はPCやタブレットでいつでも確認ができ、新規受付や変更があれば瞬時に反映されるため、スタッフ間での情報共有もリアルタイムで行える。当院では患者情報の周知に「マーク機能」を利用しており、インプラント患者やインビザライン治療中の患者、また対応に注意が必要な患者さんなどは、名前の後ろに設定したマークが随時表示されるようにしている。これにより、予約を見れば一目で共通認識をもつことが可能である。

　もちろん、一定数アプリの使用ができない患者さんもいるが、当院では全体の1割にも満たないため、移行の際に大きな問題が生じることはなかった。アプリを使用しない患者へは従来の紙ベースの診察券か予約を印刷した用紙を渡して対応している。

　スマートフォンの誤操作でアプリが削除されてしまった場合や、機種変更時のアプリ再インストールにより、診察券情報からログアウトされてしまう点は、患者に少々不便を感じさせるといえる。しかし、医院から専用の認証コードを再発行するだけで再ログインができ、連動していた家族の情報なども消えることはなく、ログイン後はすぐに確認可能なので、大きな問題ではないと感じる。

　分析機能の「Intelligence」ではレセコンとの連携により、医院全体の情報が毎日自動で蓄積、分析されていく。全体の数字だけではなく、術者別の売り上げやキャンセル率、稼働率など、医院ごとにどの数値に重点を置くかによって、細かい設定のうえで管理および分析が可能である。これは医院経営の指標になり、スタッフ一人ひとりとの面談や評価の際の一助となる機能である。

Medical Boxに期待すること

　当院で今後活用したい機能として、デジタルサブカルテ「Medical Box」がある。これはパノラマ・デンタルX線写真、口腔内写真などをその場で確認できるだけではなく、データへの手書きの書き込みが可能で、チェアーサイドでの説明が明確になるうえに、内容が記録できるという利点がある。

　また、Medical Boxではカメラ機能を使用することにより、患者さんが来院できない状態でも画像や動画による診察が可能である。便利ではあるが、治療内容を絞って使用しないとスタッフ負担が大きいと危惧されるので注意されたい。

　今後導入予定のサブカルテと併用することにより、治療履歴や治療計画まで管理がしやすくなるだろう。日々のカルテ出し・カルテ戻し作業がなくなることは、カルテ棚が不要になること以上に圧倒的なメリットといえる。

　以上のことから、アポツールは予約管理のみではなく、患者個人の診療情報から医院全体の数値情報まで一括で管理できる、医院にとっても患者にとっても多くの可能性をもった予約管理システムであるといえるだろう。

02 サブカルテ

1 アンケート分析

香川県　なないろ歯科・こども矯正歯科クリニック
白﨑 俊
Shun SHIRASAKI

MID-G Point

1	電子サブカルテシステムを導入しているクリニックは50.0%
2	その内訳は、Medical Box Note：57.1%、Dental eNote：14.3%
3	使用年数は1年以内の先生が71.4%と最多である
4	平均満足度7.5点、Medical Box Note：7.13点、Dental eNote：8.0点、自社開発：8.5点

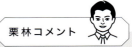
栗林コメント

サブカルテの電子化の鍵は連携

　MID-G役員の電子サブカルテシステムの導入率は50%です。今後ますますサブカルテの電子化は進んでいくと予想されます。サブカルテ分野の特徴は、使用施設の平均満足度が7.5点と他の分野よりもいくらか低いことが挙げられます。使用施設からのフィードバックをもとに、これからさらなる研究・開発が期待されます。

　現段階で各社のメリット、デメリットを理解し、今後の拡張性を見越して導入のタイミングを決めておくことが大切でしょう。また、自社開発した先生もおり、今後自社に応じたものを作りやすくなる可能性についても考えてもよいかもしれません。

データ分析

MID-G役員においてもサブカルテの使用率は50%に留まった。使用しているMID-G役員の内訳を調べるとMedical Box Noteを導入している先生が57.1%と最多であり、Dental eNoteが14.3%だった。

使用年数は1年未満の先生が71.4%と多く、まだ導入してから時間が経っていないことがわかる。

Medical Box Noteを採用した理由について尋ねると、X線機器との連携が可能であったからという答えが最も多かった。ついで、メーカーの将来性とクラウドタイプであったからが29.6%と続いた。オンプレミスタイプを選ぶ役員がいなかったことも興味深い。いずれのシステムであっても、紙カルテから電子化することを肯定的に捉えている先生は多い（オンプレミスタイプとクラウドタイプの違いについてはP.125参照）。

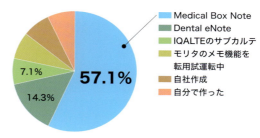

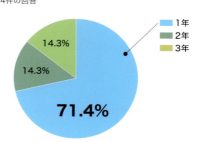

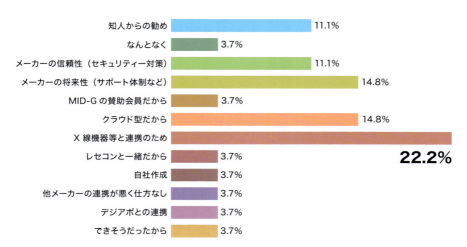

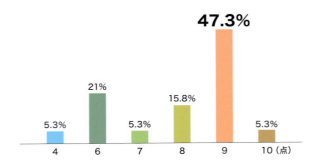

満足度を教えてください
14件の回答

改善希望点は

1．ページの移動にタイムラグがあり、複数ページを行き来すると時間のロスが大きい

　このタイムラグについては、複数のMID-G役員から指摘があった。タイムラグの原因としては以下の2つが考えられる
　①パソコン、タブレットのスペック
　　　パソコンのスペックがあまりにも低く、PCの容量が多すぎて本来のスペックを発揮できない環境になっていないかを確認したい。
　②クリニック内の通信環境
　　　Wi-Fi等の院内LANを構築している施設は多いと思う。しかし、ルーターがクリニックの端においてある、X線室などの遮蔽物の近くにあるなど、物理的にWi-Fiがクリニック内全体で均等に使える環境でないことがある。その場合は、ルーターの位置を変える、ルーターを分岐させるなどの対策を図り、クリニック内での通信環境を整えたい。

2．ランニングコストが高い（オプションを足していくとランニングコストが高くなっていく）

　サブカルテのみならず、多くのデジタルツールはサブスクリプション方式の料金体系であることが多い。オプションをつければつけるほど、必然的にそのランニングコストは高くなりやすく、自分のクリニックに必要なオプションなのか見極めたうえで契約をしたい。また、口腔内写真、X線写真等をクラウドに保存することで、いつでも、どこでもそれらの情報を確認できる。しかしながら、その情報量が蓄積することでクラウドのストレージ不足に陥り、追加でストレージを追加購入しないといけなくなる。電子情報をいつまで、どのように保管していくかは今後の検討課題であることは間違いない。

3．PC入力に対応していない

　本項目で取り上げたDental eNote、Medical Box NoteはいずれもiPad等のタブレットで手書きすることを想定して作られている。歯科衛生士、歯科助手はPCを使う機会がほとんどなく、パソコンでの文字入力に慣れていない。そのようなスタッフは、iPad等でタッチペンシルを使用して手書きでカルテを書き込むことに順応しやすい。しかし、歯科医師はPC作

業があることも多いことから、PCで入力したいという要望も多いが、PC入力の対応はイマイチであるといわざるを得ない。

Wi-Fiの通信環境を考える

インターネットに接続する方法として、そのデバイスを有線で繋ぐ方法と、無線で繋ぐ方法がある。Wi-Fiとは無線でインターネットに接続する通信手段の1つになる。この通信手段は、歯科医院内のインターネット環境を構築するにあたって、必要不可欠な通信手段となっている。

さまざまなデバイスがデジタル化することにより、このWi-Fiの通信容量が逼迫してしまい、通信速度が大きく損なわれてしまうことがある。

「上り」と「下り」

データの送受信には方向がある。携帯端末やIOSからインターネットへデータを送ることを「上り」といい、インターネットから携帯端末やPC、ミリングマシンなどの端末に送ることを「下り」と表現する。また、インターネットでアポイントシステム、サブカルテなどを見ることも「下り」に相当する。

クリニックではIOS以外は基本的に「下り」に該当するケースが多く、通信速度を考えるときには「下り」の速度を指標とするとよい。

クリニック内で安定した通信速度とは？

通信速度を表現するものに「Mbps」という単位がある。近年は通信技術の進歩により100Mbpsを超えるWi-Fi環境を実現することも可能となってきた。

一般的に、文字のやりとりをするだけであれば、1Mbpsの通信速度が確保できていれば支障なくやりとりが可能である。10Mbpsの通信速度になると、標準画質動画やインターネットブラウザーが支障なく視聴できるといわれている。30Mbpsになると高画質動画がスムーズに見れる通信速度になる。100Mbpsになるとほとんどの動作がスムーズにでき、オンラインゲームも遅延なく行うことが可能になるといわれている。しかし、これらは端末一台の実測値になるので、使用する端末が増えれば増えるほど必要な通信容量は大きくなってくる。

以上のことから、クリニック内で最低30Mbpsの通信速度が確保できていることが望ましい。もしこの通信速度が確保できていなければ、ルーターの位置を変更する、中継機を設置するなど、何らかの対応が必要になる。

02 サブカルテ

2 電子サブカルテ導入 MetaMoji Dental eNote（MetaMoji）

三重県　大木歯科医院
笠井啓次
Keiji KASAI

デジタルサブカルテ導入のきっかけ

　コロナ後の日本社会では、これまで採用を見送っていたさまざまな企業が採用を始めたことや、人口減少の影響を受けて、超求人難の時代を迎えている。当院は三重県鈴鹿市という地方郊外立地のため、コロナ前から求人に苦しんでいるが、現在、この問題がさらに加速しつつある。インプラント、矯正、審美歯科治療、予防を提供する歯科医院として20年間スタッフとともに歩んできた結果、カルテ数4万人オーバー、一日に250名ほどの患者さんが来院する医院となった。しかし、それに伴い、従来のシステムでは対応できない問題が数々浮かび上がってきた。

　患者数の増加によりカルテ保管スペースが不足して、屋根裏倉庫に至るまで、院内のあらゆるスペースがカルテファイルで埋め尽くされ、カルテ検索困難という状況に陥っていた。受付には常時、来院予定の250名分のカルテファイルと、返却予定のカルテ合わせて500枚のカルテファイルが山積みされており、常時、閲覧、記載、移動が繰り返されている40,000枚のカルテファイルのなかから、必要なカルテを見つけ出すのは至難の業である。

　カルテ検索はベテランの受付スタッフのみが頼りだったが、結婚や出産が重なり、カルテの出し入れや、検索を依頼できるスタッフの確保がいよいよ困難となった。そのような悩みを抱えていたときに出会ったのがデジタルサブカルテであった。

MetaMoji Dental eNoteを選んだ理由

　複数のデジタルサブカルテが存在することは知っていたが、当院のスタッフは若手からベテランまで年齢層が広く、デジタルネイティブでない世代のスタッフもストレスなく使用できて、紙カルテに近い使用感のシステムを選びたいと考えた。また、既存の受付や診療室のシステムとの連携や、単にサブカルテをデジタル化するだけでなく、院内の書類のペーパーレス化にも同時に活用できそうなシステムであることを理由に選択した。カルテ以外にも見積もりや同意書、紹介状など、自院でカスタマイズして入力フォーマットを作成できて、短時間で書類を作成できることで業務効率化が進むと思い、導入を決めた。

導入した感想

　紙のカルテをスキャンしてデジタルデータに置き換える作業はプレッシャーだったが、それを上回る想像以上のメリットがあった。カルテの出し入れが不要になり、劇的に業務が楽になった。複数の端末から同時にカルテを見られるようになり、業務効率が向上した。診療中の術者、アシスト、受付スタッフの連携が円滑になり、勉強会ではアナログカルテと違い、写真を簡単に貼り付けられるようになった。

　アナログカルテをすべてデジタル化する必要があると思い、ストレスを感じていた。しかし、実際には前日までに診療当日のカルテをスキャンしておけば問題なかった。初診患者のカルテスキャンは不要で、当日予約の患者さんの紙サブカルテはチェアーサイドにある高速スキャナーで読み込めばよかったので、予想していたほどのストレスはなかった。

導入する際の留意点

　デジタル機器の導入タイミングには迷いがあるが、技術はつねに進歩しているので、次のよい製品を待っている間にも新製品が発売される。ただし、余裕をもってサブカルテのデジタル化を進めるためには、定期検診で継続受診される患者さんのカルテをスタート前に集中的にスキャンすることをお勧めする。

　サブカルテの導入だけでなく、アポイントソフトなど他のアプリケーションとの連携も考慮する必要がある。現在、DENT NETのアポイント画面からサブカルテを開く仕組みがあるが、連携機能がなくてもストレスなく使用できるだろう。

お勧めポイント

　これまで3年間運用してきて、とくにトラブルもなく安定して動作している。拡張性もありつつ、デジタルに不慣れなスタッフもほとんどトレーニングなしに使いこなせるシンプルなシステムである。担当者の迅速な対応も助かっている。サブカルテのデジタル化は、予想以上にクリニックの運営の質と効率を向上させてくれる（図1）。

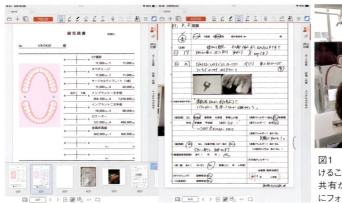
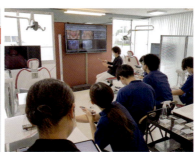

図1　簡単に写真を撮ってサブカルテに貼り付けることができるため、情報量がアップし、情報共有が一気に加速。見積もり、紹介状も簡単にフォーマットで作成可能！

02 サブカルテ

③ Medical Box Note（ストランザ）

大阪府　ますだ歯科
桝田康宏
Yasuhiro MASUDA

　当院は従来からの紙カルテで18年診療してきたが、1年前からデジタル化の時代に乗り、電子カルテへの移行を進めてきた。
　当院で導入したのは、Medical Box Note（ストランザ：以下、MB）である。その際に感じた電子カルテのメリット・デメリットについて述べる。

アナログ（従来の紙カルテ）からデジタル（電子カルテ）に変えてよかったこと

　iPadとWi-Fiがあればどこでも閲覧可能だということが、最もよかったこととしてスタッフから声が上がっている。筆者も実際、海外研修中にスタッフから患者さんの治療内容についての質問があった際にすぐにカルテを確認でき、とても助かった。紙カルテだったときは、カルテ出しやカルテ戻しにどうしても受付の人手と時間を割かなければいけなかったが、その必要がなくなった分、他の作業へ人員を充てられるようになったので、受付業務の効率が上がったように感じる。
　診療では、サブカルテの書き込みなどをするときにカルテを探したり、所持したりしなくてよくなったので、ちょっとした隙間時間を使って記入が進められ、作業効率が上がった。院内のどこからでも同時に閲覧・記入ができるのは、紙カルテにはない電子カルテの大きなメリットだろう。使用するスタッフが多い大型医院になればなるほど、このメリットは大きいと考える。

電子カルテのメリット

　MBは、もともと使用していたサブカルテや業務記録の用紙をテンプレートとして登録することができるので、大きく仕様を変えることなく電子化できる点もとてもよい。また、項目ごとに保存場所を分けられるため、閲覧する際もわかりやすい（図1）。
　紙カルテのように手書きで自由に書き込めることに加え、保存した画像（X線写真やLINEのやり取りのスクリーンショットなど）を貼り付けることも可能である。また、付箋機能によって持病や服薬について、対応注意など、より詳細に記録や引き継ぎができるようになったことも大きな利点だといえる（図2）。いままでお薬手帳などコピーをとっていたものも、写真を撮って貼り付けるだけでよいので、完全にペーパーレスで作業を完了できる。
　また、タッチペンで直接書き込みできるうえ、切り取りやコピペなどデジタルならではの機

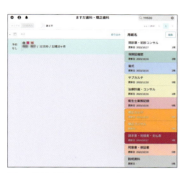 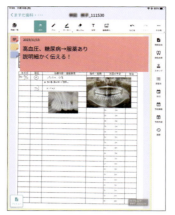 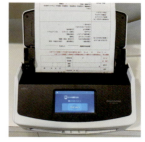

図1　保存場所がわかりやすい

図2　付箋機能によって対応時の注意点をわかりやすくできる

図3　1年かけて紙カルテをスキャンした

能があるため、書き損じた際の書き直しが容易である。小さなことかもしれないが毎日行うことなので、とても便利である。

　当院は予約システムに、同じストランザのApotool & Box for Dentistを取り入れているので、1つの画面でカルテの閲覧と予約の確認ができる点もたいへん便利である。

電子カルテのデメリット

　圧倒的に便利な点が多いですが、デメリットとして挙げるとすると、導入にある程度コストがかかるということである。システムの契約と毎月のランニングコスト、最低でも稼働するチェアー台数分のiPadと1人1本ずつタッチペンの購入が必要である。ちなみに、当院では100本購入した（笑）。

　また、安定した通信環境が整っていないとカルテの読み込みに時間がかかったり、データを開けなかったりと、診療中に困ることになるので、通信環境の整備も必須となる。

　もともと紙カルテを使用していた場合、紙カルテをスキャンしてデータ化する作業も必要となる。そこに人手と時間が割かれるという点も、一時的だがデメリットといえるかもしれない。

　なお、紙カルテをデータ化するために使用したスキャナーはScanSnap(PFU)である**(図3)**。当院は紙カルテをすべてスキャンして完全に電子化するまでに1年かかった。

　以上のことを考えると、導入開始の前後が少したいへんに感じるかと思うかもしれないが、そこを差し引いても導入したメリットの方が大きく、導入してよかったと当院は感じている。

03 レセコン

1 アンケート分析

香川県　なないろ歯科・こども矯正歯科クリニック
白﨑 俊
Shun SHIRASAKI

MID-G Point

1	Paletteが31％と最も多かったが、全体的に偏りはみられない
2	購入形態はリース契約が48.1％、一括購入が40.7％と、こちらも偏りはみられない
3	5年以上同じレセコンを使用している医院は82.8％
4	レセコン使用歴5年未満の施設は、電子カルテやアポイントシステムと連携するため、クラウド化に移行するためなど、他のシステムとの連携等を考えて変更する役員が現れてきている
5	現レセコン使用満足度の平均点は、7.2点である
6	改善点としては、クラウド化してほしい、他のシステムと連動してほしい（アポイントシステム、電子カルテ、精算機など）

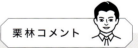
栗林コメント

オンプレミスタイプからクラウドタイプへ

　私が大学を卒業した10余年前は、紙カルテでレセプト請求を行っているクリニックがまだまだたくさんある時代でした。しかし、現在はレセコンがあるのはもはや当たり前といっても過言ではありません。導入していることが一般的になったいまだからこそ、レセコンについても根本から見直していきたいものです。レセコンはその性質上、一度購入したらなかなか変更することがないシステムといえるでしょう。
　しかし、近年、バックオフィスにおけるDX化が進んできており、さまざまな領域と連携することが求められるようにもなってきています。そして、いままでのようなオンプレミスタイプではなくクラウド化していく流れも顕著となり、時代の流れに則した選択をしていきたい分野となっています。
　もしかしたら、デジタルデンティストリーの源流を辿るとレセコンがその源なのかもしれません。デジタルデバイスにはメンテナンス費用が必要になることも多いため、最終的なコストが高くつく可能性があります。長期的なビジョンを見据えて設備投資をしていきましょう。

> コラム

オンプレミスタイプとクラウドタイプの違い

　近年のレセコン選択の大きなポイントとなるのが、オンプレミスタイプのレセコンなのか、クラウドタイプのレセコンなのかです。

　オンプレミスとは、データやソフトウェアをクリニック内のサーバーで管理、運用するシステムのことをいいます。つまり、クリニック内のサーバーのみを使って、すべての情報技術リソースを管理することです。

　一方、クラウドとは、インターネットを介してリモートのサーバーにアクセスし、データやソフトウェアを保存、処理するための仕組みをいいます。つまり、必要なコンピューティングリソースやサービスをインターネットを通じて利用することができる仕組みです。

　それぞれにメリット、デメリットがあるので比較しましょう。

オンプレミスタイプ

●メリット

　①自社管理……クリニック内ですべてのデータやソフトウェアを管理できます

　②セキュリティーの柔軟性……クリニック基準に合わせて保護できます

　③カスタマイズ可能……必要に応じてシステムを自由に調整することが容易です

●デメリット

　①初期コストが高い……サーバーやハードウェアの購入、メンテナンスに大きな費用がかかります

　②拡張が難しい……急激な成長に対応するために新たな装置やソフトウェアが必要です

　③管理が手間……システムの管理やメンテナンスに時間とリソースが必要です

　④アクセスの制限……クリニック内からしかデータやソフトウェアにアクセスできないことが多い

クラウドタイプ

●メリット

　①柔軟性と拡張性……必要に応じてリソースを手軽に増減できます

　②初期コストが低い……インフラの購入が不要で、低い初期投資が可能です

　③アクセスが容易……クリニック内だけではなく、どこでもデータやソフトウェアにアクセスできます

●デメリット

　①セキュリティーの心配……データが外部にあるため、セキュリティーリスクがあります

　②メーカー依存性……サービス提供メーカーに依存するため、サービス停止時のリスクがあります

　③インターネットに依存……インターネットの速度や安定性に左右されることがあります

データ解析

レセコンを使っているMID-G役員は100%。もはや、紙カルテにてレセプト請求をしている役員はいないことがわかる。

使用しているシステムとしてはPalette（MIC）が最も多く31.0%を占めていた。次いで、POWER5G（デンタルシステムズ）が17.2%となった。Paletteはオンプレミスタイプであるのに対して、POWER5Gはクラウドタイプであることは興味深い。

レセコン購入形態は、リース契約が最も多く48.1%であり、一括購入が40.7%とそれに次いだ。サブスクリプション形態はごく少数であり、レセコンのサブスクリプションはまだまだ普及していないといえる。

レセプト使用年数は5年以上継続しているMID-G役員は82.8%と最も多い。次いで、4年と1年未満の6.9%となる。5年未満の施設の80%は、クラウドタイプのレセコンを導入していることも特徴として読み取れる。

レセコン採用理由を調べると、「メーカーの信頼性」が最も高く13.5%だった。レセプト請求で過不足がないか、算定で不備がないかは医院運営に大きく影響が出てくるツールであるがゆえに、そのシステム開発会社への信頼度が求められているといえる。その他選択肢は大きな差はないものの、クラウド化を理由にレセコンを選んでいる先生がいることも興味深い。X線機器、電子カルテとの連携、アポイントシステムの連携が可能であるからという回答もある。

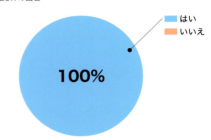

レセコンを使っていますか
28件の回答

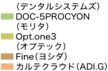

システム名を教えてください
29件の回答

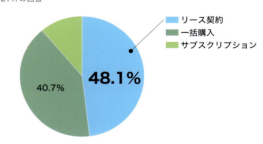

契約形態は
27件の回答

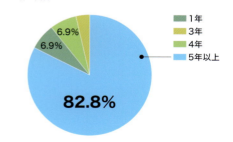

使用年数を教えてください
29件の回答

このシステムを選んだ理由を教えてください（複数選択可）
37件の回答

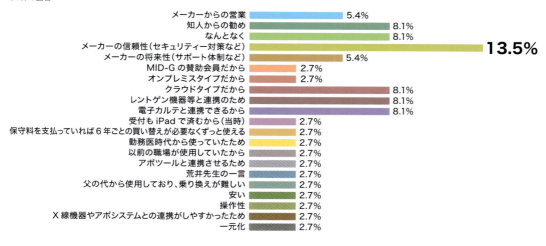

　使用レセコン満足度平均点は7.2点であり、Paletteは7.25点だった。おおむね平均値的な数字に収まるレセコンが多かった。どのレセコンを使用してもある程度の満足度が得られることが予想される。

満足度を教えてください
34件の回答

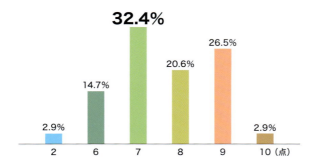

　改善希望点として最も挙げられているのは、オンプレミスタイプからクラウドタイプへの移行である。診療時間外であったり、診療室外で入力を行うためにはクラウドタイプがニーズに合う。しかしながら、トータルのランニングコストが高くなりやすい、クリニック内のインターネット通信環境に左右されやすい、メーカーのサーバーに依存するのでセキュリティーの不安など、必ずしもすべてがオンプレミスタイプより優れているとは限らない。デジタルデンティストリーの方向性を見定め、将来の設備投資、他のデバイスとの保守料総額を踏まえて最終判断をしたい。

03 レセコン

2 MIC WEB SERVICE (MIC)

大阪府　おざき歯科医院
尾崎亘弘
Nobuhiro OZAKI

はじめに

　レセプト機器は、X線機器、画像管理ソフト、オンライン予約ソフト、自動釣銭機との連携など、院内のデジタル化のハブとして、中核をなす重要な部分になる。当院では、MICのサービスを8年前の開業時から使用している（図1）。

　電子レセプト申請を行い、ペーパーレスなレセプト業務、スムーズな入力と返戻の少なさ、介護請求もスムーズにでき、点数改定時にはソフトウェアのアップデートがされ、非常に満足している。とくに長年活用してきたなかでのよかった点を3つお伝えする。

①低コストで始められる

　開業時最も気にしていたのが、コストであった。自分のほしい機能を厳選し、自分の予算に併せて使い始められた。医院の成長に併せて、低コストからスタートできるところが非常に満足できている。たとえば訪問歯科をスタートする時点で介護保険請求のサービスを活用する、自動釣銭機を導入するタイミングなど、そのときの医院の成長にあわせて、必要な機能を追加できた。

②パソコンを増やしても、追加費用がいらない

　開業時に、将来的に入力パソコンを増やすことを考えていたので、入力パソコンが増えるごとに追加料金が発生するのは避けたいと考えていた。MICのサービスは、入力パソコンを増やしても追加金額がかからず、医院の成長を加速させてくれた。

③各種機能がそれぞれ月単位でスタートできる

　自費の見積もり作成、保険証OCR、クラウドバックアップ、スマホを診察券にする機能など、必要に応じて多くの機能が追加できるようになっている。それぞれ連携をスタートすることができて無駄なコストが発生しない。

最後に

　今後のさらなるデジタル化のなかで、多くのサービスがシームレスに連携することが求められる。レセコンはこの中核に位置するサービスなので、今後10年を見据えた選択が大切と考えられる。

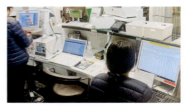

図1　当院のレセプト業務

持続的に生産性を高めるために
知っておきたいレセコンの選び方

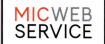

現在、レセコンは多様な機能や価格帯のものが多くあります。どれもデジタルを活用して利便性を高めるもので、そういった点では違いに大差がなく、選択に迷うことでしょう。どのような視点で考えてレセコンを選んだらより生産性が高められるのかをご紹介します。

レセコン選びは4軸をおさえよう！

レセコン選びは、4つの軸の「機能」「費用」「サポート」「拡張性」の視点をもって検討をすすめます。各軸でおさえておく事項と自身の希望要件をまとめ、メーカーの担当者に確認しましょう。

話しをスムーズにすすめることはもちろん、後々の運用を間違いなくするためにも、ぜひ実践してみましょう。

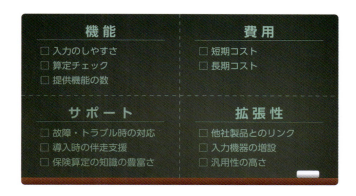

実は見逃しがちなポイントとは？

4つの軸で考えると多くの人が陥る点についてご紹介します。それはどんなことかというと、機能や費用を重視してしまう傾向があるということです。しかし、持続的に生産性を高めるという視点で考えると、残りの2軸であるサポートと拡張性の内容を理解しておくことが大切です。

機能と費用は事前に確認し、納得のうえで導入できます。いっぽうでサポートや拡張性はいくら事前に説明を聞いたとしても、運用がスタートした後に起こりえる故障や業務の変化、医院の拡大、スタッフの増減などといった不測の事態に柔軟に対応する必要があります。このことからも導入後の運用を想定し、サポートや拡張性の内容をできるだけ明確にしておきましょう。

＼ 詳しくはウェブサイトで解説しています ／

ご紹介の4軸を元に考えるレセコン選びのより詳しい内容は、ウェブサイトで公開しています。左のQRを読み取り、ご覧ください。

▶ ウェブサイト URL　https://info.mic.jp/lp/midglp

お問い合わせ

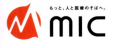

株式会社ミック　メールアドレス：info@mic.jp
メールに医院名、電話番号、氏名、お問い合わせ内容を明記いただき、お送りください。

お問い合わせはこちら

※ お問い合わせについて、内容や受付時間によっては、対応が翌営業日になる場合があります。※ 本紙内容は予告なく変更する場合があります。予めご了承ください。

2024年8月

04 在庫管理システム

1 歯科医院における「SHELF」(Doctorbook)導入のメリット

東京都　エムズ歯科クリニック／事務
森田英明
Hideaki MORITA

SHELFの利点

　多くの歯科医院では、いわゆる発注ノートと呼ばれる、歯科医院と歯科ディーラーの間でノートに記載するような発注のやり取りをする、アナログな方法で在庫発注を行っているのではないだろうか。

　当院でも2年前までは、週に一度、歯科ディーラー担当者にクリニックに足を運んでもらい、発注ノートに記載された商品を書き写してもらい商品を届けてもらっていた。

　しかしながら、発注時に人を介してのアナログなやりとりとなるため、どうしても

・週1回での発注となり、オンタイムで発注ができない
・納品時期がわからず、急いで欲しいときには都度電話やメールで担当者への確認連絡が必要
・発注時の記載ミスによる発注間違いや発注漏れが多い
・商品を覚えていない新人に発注管理を任せにくい

など管理上の手間が多く、忙しい歯科医院の現場ではつねに少なからずストレスを感じていた。

　SHELFのよい点としては、

・いつでも発注ができる
・発注前／発注済み／納品待ちのステータス管理ができる
・電話やメールでのやり取りが要らない
・発注時に写真で商品を確認できる
・用途ごと、シチュエーションごとの分類分けや、クリニック独自の名称で登録されているので商品検索が簡単
・過去の履歴から商品が発注できる

など、さまざまな利点があり、導入後のスタッフからはとても好評である（図1、2）。

SHELFを導入してみた感想

　SHELFを導入した一番のメリットは、歯科医院と歯科ディーラーが必要なコミュニケーションはとりつつ、双方の発注にかかわる時間を大幅に短縮できたことだと感じる。

　また、商品画像や発注前／発注済み／納品待ちのステータス管理が色分けされており、直感的に操作ができることも、新人スタッフにとってはわかりやすく使い勝手がよいようである。

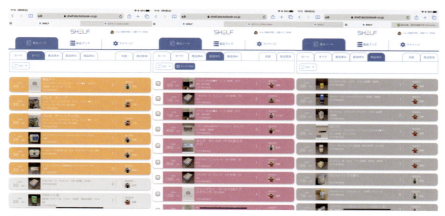

図1　SHELFの操作画面

なお、エムズ歯科クリニックでは導入の際に診療時にトラブルがあると困るので、最初の1ヵ月間を移行期間として発注ノートとSHELFの両方を使って発注業務を行ったおかげで、トラブルもなくスムーズに移行ができた。

SHELFに限らず、クリニックで新しいシステムを導入する際に必ず全員が納得をしてスタートすることは難しいが、一番大切なことは、導入の目的を職員全体に共有し、何月何日から導入するという意思決定をトップである理事長、院長先生が行うことである。

日付	9月30日	10月1日	10月4日	10月5日	10月6日	10月7日	2021/10/8〜10月31日	2021/11/1〜
エムズ ipad	タスクフォース確認	shelf導入全体スケジュール インフォメーション			受付勉強会にてshelf研修 19時〜　＊2スター以上			
エムズ ipad 東中野	shelfと発注ノート 併用にて発注		14時〜shelfでの発注不可 *発注ノートに記載して翌日発注	前日14時〜分含め shelfと発注ノート 併用にて発注	shelfと発注ノート 併用にて発注			shelfのみで発注 ＊発注ノート廃止
エムズ ipad 予防①（外来）	shelfと発注ノート 併用にて発注		14時〜shelfでの発注不可 *発注ノートに記載して翌日発注	前日14時〜分含め shelfと発注ノート 併用にて発注	shelfと発注ノート 併用にて発注			shelfのみで発注 ＊発注ノート廃止
エムズ ipad 予防②（訪問）	shelfと発注ノート 併用にて発注		14時〜shelfでの発注不可 *発注ノートに記載して翌日発注	前日14時〜分含め shelfと発注ノート 併用にて発注	shelfと発注ノート 併用にて発注			shelfのみで発注 ＊発注ノート廃止
エムズ ipad その他クリニック						shelf用ipadクリニック配布 ＊発注者の登録	shelfと発注ノート 併用にて発注	shelfのみで発注 ＊発注ノート廃止
ドクターブック	検証・課題の修正		★システムメンテナンス14時〜 データー履歴がなくなるので東中野・予防①・②の納品前の発注分については10月5日午前中までにデータ移行 ＊納品済みのデーターは復元しない。		受付勉強会にてshelf研修 19時〜 ★使い方の資料準備	検証・課題の修正		
ササキ（高津さん）	通常通り							11月1日〜のクリニック訪問スケジュール確認中

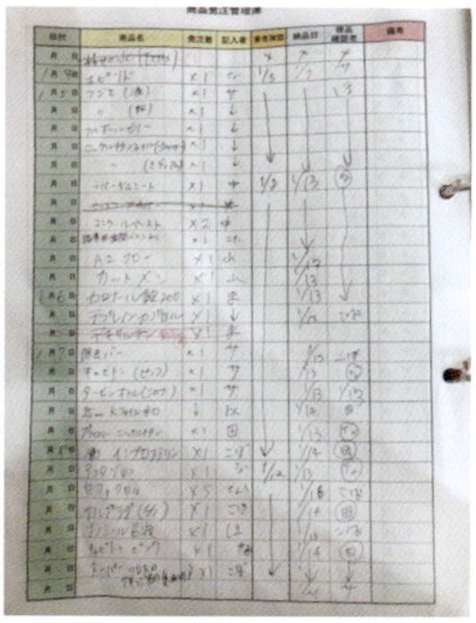

図2　SHELF導入スケジュール

今後、ますます人材採用が難しくなることが予想される歯科業界だが、SHELFは院内のオペレーションをスムーズにしてくれる存在の1つとして大いに活躍してくれるのではないか（**図3**）。

開発元のDoctorbookからも新しい機能を開発中と耳にしており、今後もさらなる進化を期待する。

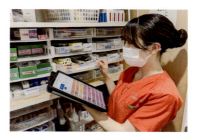

図3　在庫発注の効率化が図れる

05 自動精算機

1 アンケート分析

香川県　なないろ歯科・こども矯正歯科クリニック
白﨑 俊
Shun SHIRASAKI

MID-G Point

1	自動精算機・釣銭機のいずれか、あるいは両方導入している役員は82.6%
2	自動精算機は46.2%
3	自動釣銭機は62.5%
4	両方使用している役員は11.5%
5	いずれも使用していない役員も11.5%
6	導入して5年未満の役員は81.8%
7	最多導入理由は、受付業務の単純化68.2%
8	平均満足度は8.3点と、満足度は高い
9	システムを選んだ最多の理由は「レセコンとの連携」34.6%
10	改善希望点は、「100万円までしか入らない」「ビジュアル」「紙詰まりが時々起こる」「大きい」

栗林コメント

自動精算機・釣銭機の導入は慎重に

　自動精算機・釣銭機の両方あるいはいずれかを導入している役員が多いことがわかりました。労働人口が減ってきており、それを見据えている歯科医院が増えてきているといえるかもしれません。また、導入した役員の満足度も高いのが特徴でした。導入コスト、保守費用もかかってくる商品なので、助成金、補助金を上手に活用するとその負担は減るでしょう。

　ただ注意しておくこととして、そのシステムの拡張性は考えておく必要があります。レセコンと連携できるのか、アポイントシステムと連携できるのかなど、将来の拡張性を見越しておかなければ、無用の長物になりかねないことも。システムによっては月々の使用料の支払いがあるものもあるので、しっかりと吟味することが求められます。

自動精算機と自動釣銭機の違い

まずは自動精算機と自動釣銭機の違いを理解しよう。受付会計業務は大きく分けて3段階に分けることができる。

①会計金額の入力
②患者さんに金額を提示してお金をもらい、釣り銭を計算する
③患者さんに釣り銭を渡す

自動精算機は、この3段階のすべての業務を行ってくれるものであり、受付会計業務すべてを機械に任せることが可能となる。最近、コンビニでも見かける顧客がレジで自らバーコードをスキャンして会計するのと同じである。

一方、自動釣銭機は②③を機械がしてくれるものである。受付でスタッフが患者さんに会計金額を伝えて会計業務に移る。患者さんが自分で現金を機械に投入して、釣り銭が自動計算されて自動的に出される。一部のメーカーでは会計金額を伝えて専用のバーコードを渡し、患者さんにそのバーコードを機械で読み込ませてもらい、会計するといったシステムもある。

データ解析

自動精算機を導入しているMID-G役員は46.2%であり、自動釣銭機を導入しているMID-G役員は62.5%となった。自動精算機、自動釣銭機のいずれかを導入している施設は82.6%であり、かなりの割合で受付業務の自動化・省人化を進めていることがわかる。

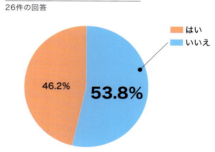

自動精算機を使っていますか
26件の回答

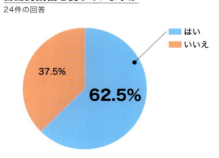

自動釣銭機を使っていますか
24件の回答

自動精算機、自動釣銭機の機種は自動釣銭機300シリーズ（グローリー）が25％と最も多かったが、それほど他との差はみられなかった。

導入している機種を見ていくと自動釣銭機の導入率が自動精算機より高く、自動釣銭機のほうが導入しやすいことが予想された。

使用年数に関しては1年未満の施設が27.2％と最も多く、5年以上使用している施設は18.2％に留まった。5年以上使用している施設はHappy Self（寺岡精工）を使用しており、同社は早期から歯科医療界に参入していたことがわかる。

一方、1年未満の施設はどれも使用している機種はバラバラである。多くのメーカーが新規参入しており、選択肢が拡張されてきていることがうかがえる。

導入したきっかけは、受付業務の単純化が68.2％で最も多く、人件費の削減が13.6％とそれに次いだ。とくに受付業務単純化の部分、受付スタッフの会計業務のミスを減らすためという理由が大多数を占めた。

機械にできるところは機械に任せて人件費を減らし、効率を上げていく流れが最も見てとれる分野となっている。また、助成金の存在やコロナ禍の影響も導入の1つのきっかけとなっている。今後、助成金等の活用によって導入しやすい環境が整ってくることも考えられるので、動向を注視したい。

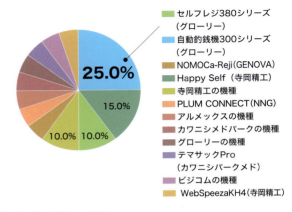

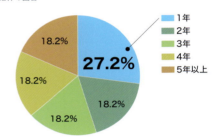

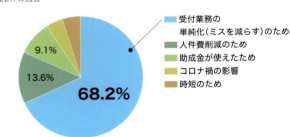

現メーカーを選んだ理由として、レセコンと連携できることが最も多い。知人からの勧めがそれに次いだ。受付業務の単純化を実現するためには、レセコンとの連携が今後重要課題になってくるように思われる。また、この分野が一般的にはまだまだ普及していないと考えられるため、選択基準が知人の先生から教えてもらったという理由が多くなったものと考えられる。

このシステムを選んだ理由を教えてください（複数選択可）
21件の回答

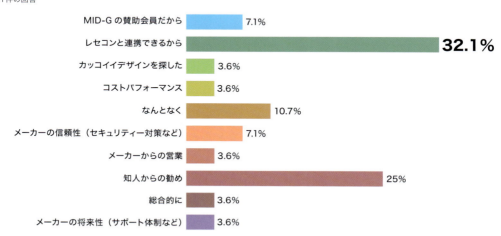

システム使用満足度を調べると平均8.3点と満足度は高い。基本的には導入したことで満足されていることがわかる。導入機種と満足度にバラつきは認められないことから、現時点でそれぞれのシステムに大きな差はないことが推測される。

満足度を教えてください
26件の回答

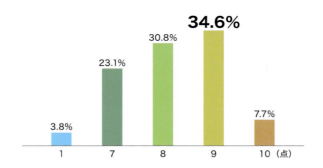

改善点や希望する機能

　満足度は高いものの、やはり改善点や追加で希望する機能があることがあきらかになった。改善点としては、紙幣の紙詰まりがときどき起こるので使いにくい、100万円までしか入らないといった物理的問題も見受けられる。高額な自由診療を現金で支払う患者さんが多い地域では使用が難しいかもしれない。また、ビジュアルを問題点として挙げた先生もいる。まだまだスタイリッシュと言い難い製品が多いのも事実である。今後の改善に期待したい。そして、今後普及すると予想されるマイナンバーカードへの対応を実現してほしいところである。

　これから導入を考えている先生へのアドバイスとしては、手数料の問題が挙げられた。ランニングコストがかかってくるシステムであることが多い。自動精算機、自動釣銭機のみならず、今後、さまざまなデジタルデバイスを導入することになる。それぞれに保守費用であったり、月額利用料がかかってくることが多い。それらが重なってくると合計金額はかなりの金額に達して経営を圧迫してくる可能性が十分ある。

　しかしながら、そのランニングコストを加味しても、受付の負担が減る、金銭管理の間違いが減る、就業終了時のレジ締め作業がすぐに終わるなどスタッフの負担が減ることは事実である。どの順番でクリニックのデジタル化をしていくかをしっかりと計画立てていくことが求められる。

05 自動精算機

2 RT-300 SET（グローリー）

大阪府　医療法人愛与会　きじま歯科医院
喜島裕剛
Hirotaka KIJIMA

　当院は、グローリーの自動精算機を導入し、2年ほど経過した。型番はRT-300 SETで紙幣と硬貨の両方が扱えるタイプである。現在はこの機種の後継機が販売されている。

自動精算機導入のきっかけ
　毎日の受付の締め作業が煩雑で、受付スタッフの負担が大きくなっていたことが導入のきっかけである。昨今の「働き方改革関連法」では、残業時間の上限が月45時間、年360時間と定められている。それに加えて、歯科医院は女性スタッフが多い職場で、子育て中のスタッフも在職している。そうした理由から、ワークライフバランスを改善するために、当院でも生産性を上げながらの労働時間短縮を目指した。
　そして、当院では働き方改革関連法の施行に伴い、スタッフの残業時間を月10時間以下に削減することを目標とした。

自動精算機「RT-300 SET」を選んだ理由
　自動精算機を導入するにあたって、①いまの受付に設置できるサイズ、②レセコンとの連携、③使いやすさの3つを満たす必要があった。いろいろと検討した結果、グローリーの自動精算機は、他社製品と比べてコンパクトで、受付のスペースにも収まりやすいように感じた。また、レセコンとの連携が可能であり、会計処理が自動化され、計算ミスを防ぐことができて使いやすい。さらに、受付スタッフはレセコン画面を見ながら会計を行うため、操作が簡単で覚えやすかった。
　以上の3点の条件を満たすものとしてグローリーの自動精算機を選択した（**図1**）。

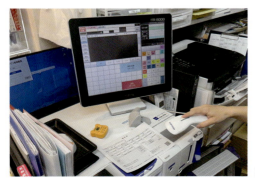

図1　RT-300 SET

自動精算機を導入した感想

受付のスタッフから、以下のような感想をもらった。

・計算間違いがないので、締めの作業が簡潔になった。

・シフトによる受付の交代時の引き継ぎが簡単になった。

・患者さんの会計時もレセコンから出力された領収証にQRコードが印刷されるので、それを読み取ってすぐに会計ができる。

・会計時の計算ミスがなくなることの安心感がある。

・受付スタッフの残業が短縮された。

RT-300 SETのお勧めポイント

改めて、RT-300 SETのお勧めポイントを以下に紹介したい。

・他社の自動精算機と比べてコンパクトなので、受付のスペースにも収まりやすい。

・レセコンと連動できるため、会計処理が自動化され、計算ミスを防ぐことができる。

・患者さんの会計待ち時間が短縮される。

まとめ

当院では、自動精算機の導入により、患者の利便性向上と業務効率化を実現でき、スタッフの残業は月10時間未満となった。ただし、価格は他社製品と比較して高めだが、スタッフの残業代の減少による人件費などを考慮すると、価格差は十分回収できる範囲と考える。当然、紙幣と硬貨の両方が扱え、新札にもアップデートで対応できる。

自動精算機は、各社からいろいろな製品が出ている。医院のニーズや予算に合わせて適切な自動精算機を導入することが大切となる。自動精算機の導入を検討している医院のみなさまには、ぜひ参考にしてほしい。

05 自動精算機

3　NOMOCa-Regi（GENOVA）

千葉県　ボンベルタ歯科クリニック
栗田隆史
Takashi KURITA

自動釣銭機を導入したきっかけ

　来院患者の増加に伴って、患者さんから「会計の待ち時間が長い」というお叱りがしばしばあった。また、支払方法の多様化により日計が合わず、レジ締め作業に時間がかかることも増えていた。そこで、会計業務の効率化のために自動釣銭機の導入を決めた。

この機種を選んだ理由

　NOMOCa-Regiは、レセコンとの連携がスムーズで、当院の受付スペースにちょうど収まるコンパクトサイズだったこと、他社と比べて導入費用が安価だったことが決め手となった。また、機器メーカーが近くにあり、トラブル時の対応が迅速なことも選択の後押しとなった。

自動釣銭機を導入した感想

　会計作業の効率がよくなり、迅速に受付サービスを提供できるようになった。また、受付スタッフの会計業務が軽減されたことで、アポイント調整や電話対応などの患者対応に時間を使えるようになり、患者さんとのコミュニケーションをとる余裕ができたことがよかった。レジ締め作業でも、面倒な金種計算をしなくてよく、とても楽になったと好評である。

自動釣銭機のお勧めのポイント

　多くの自動釣銭機がレセコンと連動できるため、現金管理の正確性が向上し、会計ミスや盗難のリスクを減らせることが大きなメリットである。正確な金銭計算による受付業務の時間短縮は、働き方改革の実現にも寄与し、医院の運営効率が向上する。さらに、直接的な金銭授受を行わないことは感染対策にも効果的で、患者さんと受付スタッフ相互の衛生的な業務遂行が可能となる。
　他にも、自動釣銭機の導入は、患者さんとスタッフ双方に多くのメリットがあると考える。総じて、自動釣銭機の導入は、当院の業務効率化と患者さんへのサービスの向上に大きく寄与した。まだ導入を迷っている歯科医院にも、効率的な運営と患者さんへの快適なサービス提供のために自信をもってお勧めする。

06 グループウェア

1 Talknote（Talknote）

千葉県　栗林歯科医院
栗林研治
Kenji KURIBAYASHI

　MID-Gの代表理事に就任してから、MID-G役員の連絡手段をTalknoteに一元化した。それまでは、Facebookを使って役員で連絡をとっていた。もちろん、現時点でもFacebookを使って連絡をとることもあるが、原則はTalknoteを使用する。クリニックのみならず、MID-Gでも導入したTalknoteの魅力、使い方を説明したい。

Community and Document

　クリニック運営でも大事にしていることだが、話をしたことの活字化を意識している。さまざまな取り決めをしても、それを活字化していなければ、言った言わないの水掛け論になってしまう。

　また、栗林歯科は東京の丸の内、千葉の浦安、大分の国東にクリニックがあり、規模も大きくなってきた。私自身どのスタッフに何を伝えたのかがわかりにくくなってくる。それが、Talknoteを使用することで、整理整頓された状態で記録を保存できる。

　クリニック運営でよくあることとして、お願いしていたプロジェクトが気がついたら消滅していたということがある。これは、お願いした側もお願いされた側も日々の診療で他のプロジェクトの存在を忘れてしまうことが理由として挙げられる。それが何らかのかたちで残っていれば、プロジェクトの再開が可能となる。

仕事に集中する

　私はプライベート含め、Facebook等をよく使う。SNSは個人のみならずクリニック運営でも欠かせないものになっている。ただ、仕事をするためにFacebookを開いたとしても他の先生などの食事の写真だったり、本来の目的とは違う写真が目に入ったりする。そうすると仕事への意識が低下してしまったり、ときには他のことを始めてしまったりすることも。効率よく仕事をするためにも、目的以外のことが目に入らないほうが集中できることもあり、Talknoteを導入した。

　MID-Gの役員はあくまでもメインの仕事は、それぞれが運営する歯科医院運営になる。したがってMID-Gに多くの時間を割けないのが実情となる。そこで、MID-Gの仕事をするときは他の雑念を振り払い、集中できる環境を役員に提供したく、普段クリニックでも使用していたTalknoteをMID-Gにも導入することに決めた。

有料か無料か

　Talknoteのようなコミュニケーションツールの話をすると必ず出てくる質問がある。それは、「無料のLINE等ではだめなのですか？」という質問である。たしかに当院でもLINEなどのSNSを活用することもある。ただ、LINEの場合、情報が整理されにくい側面がある。歯科医院は女性の多い職場なので、産休・育休であったり家族の転勤などで仕事を休んだり、退職する可能性が、男性の多い職場に比べて高くなる。そのとき、スタッフ間で引き継ぎをする必要があるが、過去のやり取りが明確に残っていれば、その記録をみながら引き継ぎが可能になる。

　LINEの場合は整然と記録が残っておらず、情報を探し出すのに時間がかかり、PDFなどの記録を残していない可能性もあり得る。LINEはその瞬間に情報を素早く伝達するにはとても優れたツールだが、長期的な記録には向いていないといえる。

　そのため、TalknoteとLINEの使い分けが大事となる。どちらが優れているではなく、どのようなシチュエーションに相応しいツールなのかを見極めて選ぶことが大事である。とくにTalknoteは、クラウド容量が無制限なので、かなり多くの写真やPDFなどの書類を残すことが可能だ。MID-Gでは過去の季刊誌データもデジタル化してTalknoteに保存し、執筆原稿も個別に提出では管理がたいへんだが、Talknoteスレッド内に提出してもらえることで、誰が提出しているのかが簡単にわかり、管理しやすくなった。

情報が価値の新時代

　2023年のIDSのテーマは「クラウドとAI」であったように、これからはデータなどをどのように扱うのかが大事な時代になる。いままでのようにデータが使い捨てではなくなってきたということである。

　今後、情報を含めたさまざまなデータは価値を増していく。その時代に備えた設備投資が大事だろう。

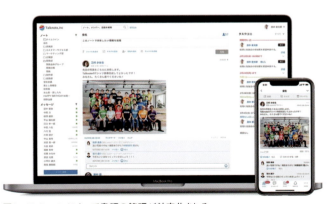

図1　Talknoteによって書類の管理が効率化される

06 グループウェア

② soeasy buddy（soeasy）

東京都　医療法人社団彰栄会　武蔵新田まつ歯科クリニック
松浦宏彰
Hiroaki MATSUURA

　soeasy buddyを導入したきっかけは、動画マニュアル作りに取り組んでいたときだった。当時は紙のマニュアルだけではなく、動画マニュアルの導入に取り組んでおり、撮影して編集したものをYouTubeにあげていた。YouTubeでは非公開で動画をまとめておくページがあり、そのなかで自由に閲覧できる。しかし、運用していて問題があった。誰も利用していなかったのである。どうしてもいちいちYouTubeを開いて閲覧することが、スタッフには非日常で面倒だったということらしい。これでは作成した動画が有効活用されておらず、もったいないと感じていた。

　そのような折にMID-Gのランチョンセミナーでsoeasyのプレゼンテーションがあった。初めは何気ない感じで聞いていたが、教育に特化していることと、とくに動画マニュアルの機能が充実しており、とても気になった。さらにアプリなので、スマホでいつでも気軽に見られるという点もよいなと感じた。そこで、すぐに問い合わせて話を聞いて、始めることにした。

　導入当初は、soeasyのCS（カスタマーサクセス）部より導入にあたっての注意事項や流れなどのサポートがあり、質問にも答えてくれた。動画撮影はもともと行っていたこともあるのと、スマホで動画撮影して無料の編集アプリで簡単に文字を入れたり繋いだりでき、時間のあるときに撮影だけしておけばよい。

　導入後は新しく入ったスタッフにもアプリから動画マニュアルを見てもらったり、SNSの機能で院内の情報共有として使用することもできた。また、動画の視聴の進捗状況を管理画面で閲覧でき、スタッフ一人ひとりの活用状況を確認できる。

　採用が非常に難しくなっている昨今、教育は1つの重要な鍵になるので、soeasy buddyは「教育」においてたいへん便利なツールといえる。

定した医院経営の秘訣はITツールへの適切な投資にあります。
医院にあったITツール選びが、患者サービスの向上と業務効率化を実現します。

使いやすくて、便利。
歯科予約システム「デントネット」

簡単、確実、安心。だから、デジタル化の本質的な目的である
環境変化に強い医院環境の構築と、貴医院運営に永続性をもたらします。

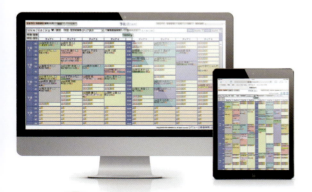

クラウド型の予約システムとして
20年の実績です。
全国のリーディングクリニックに
ご愛顧頂いている
運用ノウハウそのものを
貴医院に納品いたします。

簡単 予約が取りやすく、予約変更も簡単。予約制の徹底と予防を中心とした医院づくりに最適です。自動連絡で無断キャンセル対策も簡単に仕組化できます。

確実 処置やシフトの予約ルールに基づいた予約制御をウェブ予約にも適用する事で、24時間365日医院の顔として働きます。確実な増収増患と業務効率化の共存が期待できます。

安心 新人もベテランも使える操作性です。製販一体型で、顔が見える導入支援とフォロー体制です。グループ経営により開発及び経営基盤を強化しています。

このような事をお考えの先生、医院様は特におススメです！

☑「当医院もIT化に取り組まないといけないけど、どうしたら良いかな」
☑「使えるかどうか心配。不安。導入で失敗したくないな」
☑「スタッフにも、患者にも、喜ばれる医院にしたいな」

**問い合わせは
コチラから**

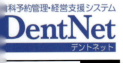
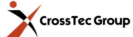
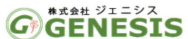

株式会社ジェニシス
（日本歯科コンピュータ協会会員）

〒221-0835　神奈川県横浜市神奈川区鶴屋町3-29-1　第6安田ビル3階
TEL 045-317-2708　FAX 045-319-1868

Special Symposium

特別座談会4

歯科医療現場における
AIの可能性を探る

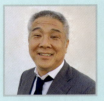

株式会社ストランザ
代表取締役社長
西島彰一
Shoichi NISHIZIMA

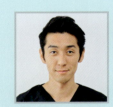

東京都　エムズ歯科クリニック
荒井昌海
Masami ARAI

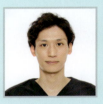

神奈川県
エムズ歯科クリニック磯子
松尾一樹
Kazuki MATSUO

歯科医院における
AIコールセンターの実現

荒井　以前、AI EXPOに参加したのですが、会場ではAIコールセンターがいくつも紹介されていました。昨今の人手不足や人件費高騰の影響もあってか、さまざまな業界で徐々にAIによるコールセンターが活用され始めてきている状況です。

　ただ、現在の歯科業界にはわれわれが考える理想的なAIコールセンターの仕組みはないように感じます。歯科医院におけるAIコールセンターの実現は、他業種と比較してどのような点が難しいのでしょうか。

西島　おっしゃるとおり、他の業界に比べて歯科医療界ならではの難しさがあります。たとえば、予約のキャンセルです。歯科医院は継続した治療と予防が前提となっています。そのため、キャンセルすれば終わりではなく、次回の予約をとる必要があります。具体的には、キャンセルの連絡を受け付けた後に、「次回の予約は取られますか？」とお聞きすると、相談しながら次回の予定日時を決めていく流れになります。

　歯科医院側の都合で「空いている日時はこの日のこの時間です」と提案しても、患者さんと都合が合わないことも多々あります。そのとき、患者さんが仮に「いや、私は金曜日以外で予約を取りたいです」と言った場合、松尾先生が受

特別座談会4

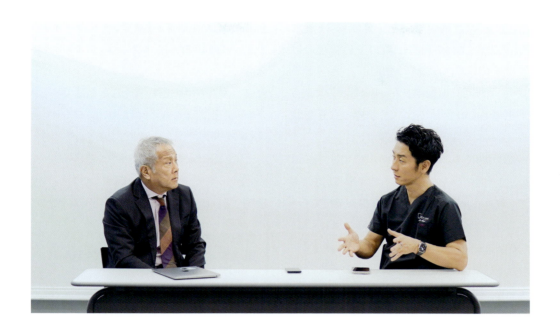

付の立場ならどのようにお答えになりますか。
松尾 難しいですね。金曜日以外といっても、「いつまで先の金曜日以外を提案するのか」、「午前中なのか午後なのか」など、考慮しなければならないことがたくさんあるように思います。
西島 そうなのです。受付がAIでも人間でも同じだと思うのですが、患者さん自身が「何月何日の何時に予約を取りたい」と言っていただけたら、受付は患者さんに合った提案ができます。AIの場合でも、その日時にアポイントが取得できるかを判断してくれます。ただ、現状ではそのようなやりとりではなく、先ほどの「金曜日以外で予約を取りたいです」といったやりとりが多いので、歯科医院のAIコールセンターもこの部分の対応で少しもたついています。
荒井 御社で開発しているAIコールセンターのシステムは、ChatGPTのような生成系AIを使用しているのでしょうか。

西島 生成系AIに該当するのですが、ChatGPTではありません。患者さんが電話越しで話した音声を認識し、それをデータ化して「アポツール」で検索するシステムです。AIを使用している部分は音声認識になります。
松尾 そのほかの問題点としてはどのようなものがありますか。
西島 歯科医院によると思いますが、歯科医師と歯科衛生士枠を同日に別で取得することがあります。たとえば、C処を歯科医師枠でとり、治療終了後に歯科衛生士枠でリコールの予約が入っているようなケースです。
荒井 そのようなアポイントをキャンセルした場合には、次回のアポイント予約の対応が難しそうです。実際に人間が対応しても難しそうな問題に思います。
西島 キャンセル自体の処理はAIで簡単に行えます。それだけではなく、複雑なアポイントで

もAIが正しく次回の予約を提案できることが求められます。これが歯科医院の予約管理の複雑なポイントの1つになるのです。

荒井 この問題は、AIコールセンターに限らず患者さんが受付で次回の予定を自分で取得するシステムであっても同様でしょう。

西島 そうです。ただ、患者さんが受付でiPadなどのタブレットを使用して予約を取るシステムであれば、歯科医師の予約取得が確定したときに、「歯科衛生士の予約も同時に取得してください」といったアラートを出すことが可能です。

たとえば、患者さんが歯科医師の予約を確定させ、次に歯科衛生士の予約枠を取るようにすれば問題をある程度解決できるでしょう。ただ、電話の場合は話が長くなっていく傾向にあります。あまりにも長いと途中で電話を切られてしまったり、予約を取らずに電話のやり取りが終わってしまう可能性が十分にあります。

松尾 そうですね。あまりダラダラしたやり取りが続くのは患者さんと電話対応をするスタッフ双方にとってストレスになります。

西島 患者さんにとって使いやすいとはどういうことなのか、本当にこれは使いやすいのか、などを検証しながら開発を進めています。

松尾 このようなAIシステムは、ストランザが開発しているのでしょうか。

西島 私たちだけでは、なかなかそこまでのシステムを開発できません。そのため、サイバーエージェントと共同で開発を進めています。サイバーエージェントはかなり優秀です。いろいろなハードルをしっかりと乗り越えてきてくれています。

松尾 それは今後の開発がすごく楽しみですね。

診療室内での患者による完結型の予約システム

荒井 AIコールセンターは非常に画期的で楽しみです。私としては、歯科医院の実情にあった診療室内で患者さんのアポイントを自動で取得するシステムも需要があると思っています。こちらはAIコールセンターよりも開発が比較的簡単なのではないでしょうか。

西島 そのシステムは、以前より荒井先生から「開発してほしい」と言われておりましたので、当社で開発を進めています。歯科医院の受付などにタッチパネルを置いて、そこで患者さん自身が予約を取れるシステムを作ろうと思っています。それはAIではないので割と簡単にできそうです。

荒井 楽しみですね。いつごろでしょうか。

西島 AIコールセンターが一段落しましたので、現在、患者さん向けの画面をデザイナーが作っている段階です。システムの構築は進んでいますが、それ以上に患者さんが取り組みやすいUI（User Interface）が重要だと考えております。

たとえば、銀行のキャッシュマシーンのように万人に受け入れられる、UX（User Experience）

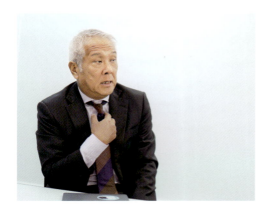

特別座談会4

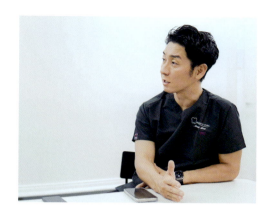

をどのようにわれわれの商品に取り込めるのかについて、デザインチームで考えています。

荒井 なるほど。そうしたら私たちがアポツールに本日の治療内容と次回の治療内容を記載しておけば、AIが次回予定を提案してくれて、それをみながら患者さんが自分でタッチパネルを操作して次回予約が取れるというわけですね。もう少し進むと、患者さんが自分のアプリから予約ができるようになるのでしょうか。

西島 もちろん可能になります。

荒井 それは画期的です。そうなれば、受付に残された業務は領収書の発行でしょうか。

西島 そうなります。ただ、領収書の発行に関してはいささか苦労しているのが現状です。われわれもずいぶん以前から、厚生労働省に対して領収書などの電子化についての陳情書を出し続けています。

松尾 厚生労働省の見解はどのようなものなのでしょうか。

西島 いままでは「お年寄りが多いから電子化は難しい」とされてきました。ですが、最近は柔軟に考えてもらっているように思います。事実、とくに大きな病院などでは完全に領収書を電子化しています。

荒井 もしそれが可能になるのであれば、レセコン会社からの情報が何らかのかたちでアポツールに入って、そこから患者さんのアプリに飛んでくれたらとても助かります。

西島 もうそのような世界になりつつあるといえるでしょう。大病院などではそのような状況になってきています。

荒井 大病院が先行して行ってくれたら、歯科医院のような小さな規模のクリニックでも行いやすいです。

西島 最近は、厚生労働省も割と柔軟に対応してくれているように感じています。しかしながら、大病院だからできるシステムでは意味がありません。小さな規模のクリニックでも導入できる価格帯や使いやすさを見つけていく必要があります。その部分を含めて研究開発を進めている段階です。

荒井 歯科医院の立場として話すのであれば、ぜひとも領収書の電子化は実現してほしいです。

西島 領収書についてはレセコンが中心になります。レセコンからデータを何らかの形でアポツールに送るシステムがあれば、領収書をデジタル化して発行することは可能です。そのためには、クラウドタイプのレセコンが大前提となります。残念ながら、クラウドタイプのレセコンはかなり少ないのが現状です。データを一度吐き出してから領収書を発行する形になるので、タイムリーに患者さんの手元に届きません。いま試しているシステムでは、7秒程度かかってしまいます。

API連携でデータをやり取りするのであれば問題なく行えます。ただ、API連携は、それはそ

れで問題を抱えているのが実情です。

荒井 たとえば、自動精算機のメーカーから会計情報をもらうことは可能なのでしょうか。もしそれが可能なのであれば、自動精算機から会計情報をもらって電子領収書を作るのは簡単なのではないかと思います。

西島 もちろん可能です。自動精算機で印字してしまえば問題ないと思います。

荒井 自動精算機はできそうですね。しかし、日本の歯科医院では自動精算機ではなく、自動釣銭機が先行して普及しています。そのため、自動釣銭機にはプリントモードがないのです。場合によっては、自動釣銭機にプリンターを接続しないといけなくなりそうです。

西島 領収書以外にも処方箋の問題もあります。現在、歯科医院で院外処方を行う場合、薬局で薬を受け取るためには、歯科医院が発行した処方箋を紙で渡すことが必要となります。処方箋をデータ化して薬局にダイレクトに送付する既存のシステムはありますので、そのようなシステムとの連携も視野に入れております。しかし、薬局はかなりの数が存在しますので、すべての薬局と連携させるにはどうしても時間がかかるのが現状です。

荒井 歯科医院はほとんどが院内処方であり、院外処方を使用する先生はごく少数なので、薬局との連携で開発が遅れてしまうのはもったいないように思います。ただ、領収書以外にもさまざまな指導文書を印刷して患者さんに渡す必要があるので、やはりレセコンとの連携は必要になりそうです。いずれにしても、これらすべてが電子化するのではないかという話を聞いたことがあります。

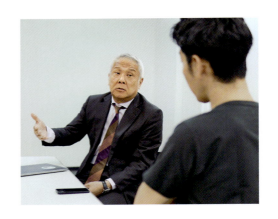

西島 大病院などでは患者提供文書も電子化していると耳にします。

荒井 そのようなシステムが早く歯科医療界にも広まってほしいですね。日常生活でもこのようなシーンは意外と多いように思います。たとえば、飛行機のチケットもメールやアプリで電子化されています。ホテルに関しても領収書がメールで送られてくることもあります。Amazonで買い物をしても、自分で領収書をダウンロードして取得することが一般的です。このようなスタンスになればうれしいです。

西島 厚生労働省の見解として、「患者さんが読んだという記録がほしい」といわれています。保険業法ではそう定められているようです。そのため、患者さんにアプリなど何らかの方法で送付して、それを患者さんがしっかりと読みましたという記録がとれたら問題ないと考えています。

荒井 そのような記録がとれないとダメなのですね。私は、手元にあれば読むのはいつでもよいという認識でいました。

西島 厚生労働省の見解はそのようです。患者さんがしっかりと読んだという記録がほしいようです。大病院が進めている以上、そのような流

特別座談会4

れは間違いなくできていますし、厚生労働省も柔軟になってきていると感じています。

荒井 一連の課題がクリアするようであれば、当院でもぜひ取り入れていきたいです。一番の理想は、患者さんに紙で書類を渡す必要がなくなり、アプリで患者さんが次の予約を取得でき、必要書類が送付されるようになり、診療が終わったら、「ささっとPay」等で支払いが終わっているようにしたいです。そうなれば、患者さんは診療が終わればそのまま帰ることができます。ただ、アプリを入れてない、「ささっとPay」を登録していないとなれば、いままでどおり自動精算機を使うなり、通常の受付を介す必要があります。

ここで、問題が生じると思います。患者さんの意思で会計を行うとなれば、診療を受けたのに会計を行わずに帰ってしまう患者さんがいそうです。

西島 その件についても、先ほどの大病院に話を聞きました。診療が終わったら患者さんをそのまま自動精算機に案内しています。しかし、ご存じのとおり大病院になると患者さんも多く、自動精算機であっても長時間待ってもらうことがあります。そうすると、待つのが嫌で支払いをせずに帰る患者さんが一定数いるようです。とある病院では1日約2,000人の来院があり、支払いをせずに帰ってしまう患者さんは70〜80人程度とのことでした。

荒井 3〜4%の割合ですね。

西島 帰ってしまった患者さんの意識としては、次に来たときに支払えばよいという認識でいるのですが、再診に来ないこともあるようです。そうすると未収金が発生してしまうとのことでした。

荒井 ある程度は、そのような事態も受け入れているのですね。

西島 試みとして「お振り込みください」と電話をかけるなどは当然しているようです。残念ながら、それでもお支払いをしてくれない患者さんもいるようです。しかし、1,930人程度の患者さんはしっかりとお支払いをしてくれているので、十分に効率化できているというコメントをもらっています。支払いをしない患者さんとしては、悪意をもって支払わないのではなく、デジタル化してスムーズに診療が進むのに会計のタイミングで待たないといけないことがとても苦になるようです。

荒井 診療がスムーズになったからこそ、会計の待ち時間のストレスが増えてしまったのでしょう。歯科医院に関していえば、1日に2,000人が来院することはまずあり得ません。「ささっとPay」を登録してもらうことによって待ち時間の問題は解消できそうです。いずれにしても、会計が終わらないと外に出られないシステムがあればよいですね。たとえば、空港のチェックインカウンターみたいにQRコードをかざしてゲートが開くようなシステムがあればよさそうに思います。

私は、空港のシステムが歯科医院に導入できないかとよく考えています。最初にチェックインカウンターに行き、チェックイン手続きをするとQRコードやバーコードのついた紙をもらいます。それで保安検査場も通過できるし、ラウンジにも入れます。最終ゲートの通過もそれがあれば完結できる仕組みになっています。ポイントは同じQRコードですべてが完結するところです。歯科医院で応用するのであれば、来院したときにQRコードを発行します。そのQRコードでゲートを通過でき、チェアーでそれをかざしたらX線装置が起動したり、次回予約やお支払いもすべてそのQRコードで起動できて、最後のゲート通過に

Special Symposium

もそのQRコードを用いるのはどうでしょうか。基本的には1回限りのQRコードになりますが、アポツールのアプリをかざせばQRコードが出てくる仕組みも面白いと思います。

西島 そのQRコードは紙で印刷するのでしょうか。

荒井 本来は紙でないほうがよいのですが、空港でさえまだ紙を使っているので、現段階では紙での対応になりそうですね。

西島 空港の場合、乗客にはリピート性が低いように思います。その反面、歯科医院に来られる患者さんはリピート性が高くなります。そう考えると1回かぎりの紙ではなく、診察券アプリがあればよいのではないでしょうか。

荒井 空港で利用する際のシチュエーションを想像した場合、アプリ、ICチップのあるクレジットカード、紙のQRコードがあるとしたらどれを選ぶでしょうか。私は、このなかであれば紙を選ぶと思います。紙であれば適当にポケットにしまえるし、なくしても再発行してもらえばよいし、最後には捨ててしまえばよいというように心理的ハードルがかなり低くなります。クレジットカードは毎回財布等から取り出すのが煩わしいですし、落としたりするのも嫌です。アプリだと便利ではあるのですが、携帯を使用している頻度が高いので、毎回アプリを探して開くのも案外面倒です。また、私の場合は横から見られないようにしたフィルターを貼っているので、アプリのQRコードを読み取らせようとすると携帯電話の光量を最大にしないと使用できないこともあります。

西島 つまり、意外と紙のQRコードのほうが便利である可能性が高いということですね。技術的には問題はありません。

荒井 当法人は、カルテ番号がすでに3万台にまで到達しています。たとえば、「28765番の荒井さん」と呼び出されても、番号が長すぎるので患者さんが気づかない可能性があります。それよりは、本日1番目の患者さんとして「1番の荒井さん」と呼ばれたほうが気づきやすいのではないでしょうか。その番号が本日の予約画面を動かせたり、会計もできたり、領収書等をアプリに送れたりするのがよいのではないかと考えています。

西島 診察券アプリをもっていない患者さんには、バーコードが埋め込まれている診察券を用意したら問題なさそうです。診察券アプリをもっている患者さんには紙は不要になりますね。

歯科医院におけるAIの未来

荒井 御社は、歯科医院におけるAIコールセンターをはじめとしたさまざまな新たなシステムを導入するために長きにわたって研究・開発を続けておられ、本当に素晴らしいと思いますし、純粋にすごいと思っています。

西島 ありがとうございます。最近では、AIコールセンターでどのような言い方をしたらよいのかもチェックしています。AIコールセンターが応答したとしても、「冷たく言われた」、「ぞんざいな対応をされた」となってしまうと、導入している歯科医院に対するカスタマーハラスメント、クレームに繋がってしまうので、言い回し等を何度も作り直している段階です。チェックには、NHKやJALにコンサルティングをお願いして確認を行っています。

荒井 完成すれば、すごいシステムになりそうです。あとは、AIがひたすらディープラーニングをして精度を上げていけばよさそうです。

特別座談会4

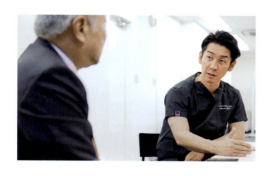

西島　そこまでの道筋はもう見えています。ただ、予定よりもかなり遅れてしまっています。エンジニアをもっと確保したいのですが、難しいのが現状です。そのため、サイバーエージェントと共同で開発を進めています。しかし、歯科医院のコールセンターは普通のコールセンターとは違って複雑になります。サイバーエージェントと共同で進めたのも、コロナワクチン予約の実績があったからなのですが、それでもなかなか難しいです。

荒井　これが実現したら歯科医院への電話が大幅に減りそうです。

西島　業者からの電話であっても、その旨を伝えてもらえたら「それではご用件をお伝えください」とアナウンスがあり、その用件をAIでテキストに起こしてアポツールに入るシステムを考えています。診療後にその伝言板を確認してもらい、必要があれば然るべき対応をしてもらうことが可能になります。

荒井　社内ではChat GPTに代表されるような生成系AIをどれくらい取り入れていこうとしていますか。

西島　われわれの開発チームは、大規模言語モデルの生成系AIをおもに使用しています。これらを使用して何かできないか、つねに考えています。たとえば、画像診断において5枚法の口腔内写真を自動で並べ替えられるシステムがあれば便利だと思っています。

荒井　そんなに難しくはないように思うのですが、いかがでしょうか。

西島　データが揃えば問題なくできると思っています。しかし、診療の部分でのAI活用は薬機法の問題であったり、精度の問題があるのでなかなか進んでいません。

荒井　アポツールは本来、予約システムですから、歯科医院側が好む生成系AIの使い方にすれば、最も効率のよい予約の取り方になりそうです。しかし、歯科医院の予約は複雑です。たとえば抜歯と根管治療など、アポイントを並列で取ってほしくない治療があります。歯科医師が途中で手を離しにくい治療があります。そのような部分をAIが学習してくれて、最終的には第三希望くらいまでのアポイントを提案してくれて、それをもとにスタッフが患者さんに提案できるようになればありがたいです。

西島　現在、2,500程度の歯科医院と契約させてもらっています。これらの歯科医院からログを収集することを始めています。いままではログを収集することすらできていなかったので大きく前進していると思っています。

荒井　このようなデータが蓄積されれば、歯科医師側が文句のつけようがないAIの提案が期待できそうです。そうなれば、この予約システムを使わない手はないでしょう。できるだけ早い、さらなる開発を期待しています。

西島　本日、話していただいたことも社内にもち帰って改めて検証したいと思っています。さまざまなご意見、ありがとうございました。

荒井・松尾　本日はありがとうございました。

歯科医院専用予約管理システム
アポツール＆ボックスにできること

患者さんのことぜんぶ、Apotool&Boxにお任せください！

Apotool&Boxは予約から診療、会計までを一元管理できるクラウド型患者管理システムです。院内業務がスムーズになることで、患者さんと向き合うための時間を増やすことが可能です。
これまでの予約システムの枠を超えたまったく新しい「患者管理システム」をご体験ください。

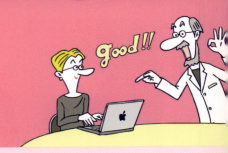

予約・患者情報の管理

予約の作成、変更などの操作を簡単に行えるだけでなく、患者さんの特性をアイコンで表示させたり、来院状況を一目で確認することもできるため、カレンダー画面だけで予約・患者さんに関する情報を把握することが可能です。

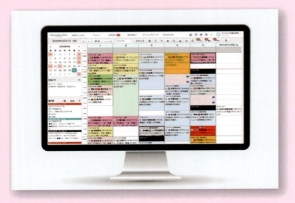

画像・動画の管理

標準搭載の画像・動画管理機能のMedical Boxを活用して、レントゲン画像や口腔内写真などのデータを患者さんごとに一元管理が可能です。組み写真や口腔内写真5枚法なども簡単に作成できます。

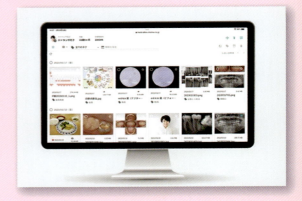

私の歯医者さん

リニューアルされました！

診察券アプリ
私の歯医者さん

診察券アプリ「私の歯医者さん」は、従来の診察券の代わりになるだけではなく診療の予約や会計、診療後のフォローなど、様々な場面で患者さんとのコミュニケーションをサポートします。Apotool&Boxを最大限活用するためには欠かせないオプション機能です。
リニューアルされた診察券アプリは電話の機種変更が可能になり、使いやすさを更に追求した新デザインで生まれ変わりました！このアプリで歯医者さんのこと、ぜんぶ。

診察券アプリ200万ダウンロード
ご契約医院さま導入率No.1
人気のオプションです!!

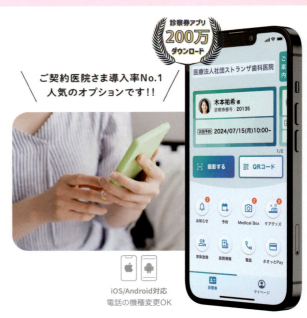

iOS/Android対応
電話の機種変更OK

詳細はこちら！お気軽にお問い合わせください
Apotool&Boxサポートセンター

📞 **03-6403-4880**
月曜日〜金曜日（祝祭日を除く10:00〜18:00）
✉ kikaku@stransa.co.jp

開発販売元：
株式会社ストランザ
〒105-0004 東京都港区新橋6-17-21
住友不動産御成門駅前ビル3F

より詳しくは → ホームページ

©Stransa Co., Ltd. 2024.07

Chapter 3

成功に繋がる
組織体制

01 事務局・秘書課

1 アンケート分析

香川県　なないろ歯科・こども矯正歯科クリニック
白﨑 俊
Shun SHIRASAKI

MID-G Point

1	事務局・秘書課がある施設は92.3%
2	5人以上事務・秘書がいる施設は7.7%、1人は42.3%、2人は23%、3人は15.4%、4人は11.6%
3	男女比は 男：女＝25.4%：74.6%
4	年齢層 20代：30代：40代：50代：60代以上＝23.4%：34.0%：27.6%：10.6%：4.4%
5	給与体系 初任給………20〜25万円 66.6% 　　　　　　 25〜30万円 23% 　　　　　　 30〜35万円 4.1% 　　　　　　 35〜40万円 4.1% 平均給与……20〜25万円 25.0% 　　　　　　 25〜30万円 29.2% 　　　　　　 30〜35万円 16% 　　　　　　 35〜40万円 12%
6	募集媒体 求人サイト：80.9%（マイナビ、ジョブメドレー、リクルートなど） 　①平均年齢：39.9歳 　②男：女＝31.6%：68.4% 　③歯科医療業界以外からの転職：63.2% 　　歯科医院以外の歯科医療業界から転職：26.3% 　④歯科医療業界を選んだ理由 　　新しいことに挑戦してみたかった：47.4% 　　知人の紹介：31.6%

6	⑤仕事の満足度：7.95点 ⑥仕事を辞めようと思ったことがある：42.1% ⑦現在の悩み（複数回答あり） 　仕事量が多い、仕事の内容が他のスタッフに理解されにくい、新しい事務員の育成が難しい
7	在籍期間 　5年以上……61.5% 　1年……15.4%
8	現在も悩んでいること ・事務員の育成が難しい：21.2% ・仕事量が多い：15.8%
9	事務局が考える事務員に向いている人材 ・仕事への責任感がある ・人をサポートすることが好き

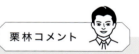

栗林コメント

歯科医院に事務局をつくろう！

　歯科医院運営において、事務局は欠かせないものになってきています。部署を創設するまではなかなか踏み出しにくいですが、実際に事務局を作ると頼む仕事はいくらでもあるもので、迷っている先生方は事務員を作ってほしいです。

　近年は事務をアウトソーシングすることも可能になっていますので、そちらを活用するのも一法でしょう。

　また、役員のなかには、秘書を採用している方もいます。事務局と違って院長、理事長の身の回りの雑務をしてもらっています。最初は秘書を配置してもよいかもしれません。

解析データ

事務局・秘書課はありますか？
26件の回答

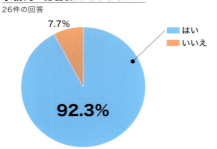

- はい 92.3%
- いいえ 7.7%

人数を教えてください
26件の回答

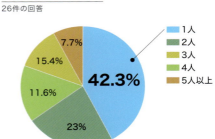

- 1人 42.3%
- 2人 23%
- 3人 11.6%
- 4人 15.4%
- 5人以上 7.7%

年齢を教えてください（該当をすべて選択してください）
26件の回答

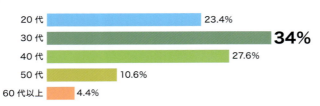

- 20代 23.4%
- 30代 34%
- 40代 27.6%
- 50代 10.6%
- 60代以上 4.4%

性別と人数を教えてください（女性○人 男性○人）
26件の回答

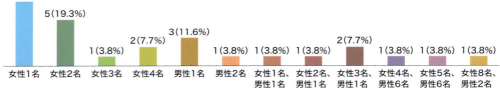

- 女性1名 7 (27%)
- 女性2名 5 (19.3%)
- 女性3名 1 (3.8%)
- 女性4名 2 (7.7%)
- 男性1名 3 (11.6%)
- 男性2名 1 (3.8%)
- 女性1名、男性1名 1 (3.8%)
- 女性2名、男性1名 1 (3.8%)
- 女性3名、男性1名 2 (7.7%)
- 女性4名、男性6名 1 (3.8%)
- 女性5名、男性6名 1 (3.8%)
- 女性8名、男性2名 1 (3.8%)

在籍年数を教えてください
26件の回答

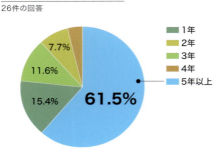

- 1年
- 2年
- 3年 11.6%
- 4年 7.7%
- 5年以上 61.5%
- 15.4%

初任給を教えてください
26件の回答

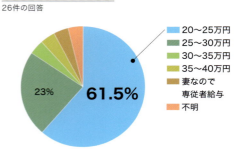

- 20〜25万円 61.5%
- 25〜30万円 23%
- 30〜35万円
- 35〜40万円
- 妻なので専従者給与
- 不明

156 ● Chapter 3　成功に繋がる組織体制

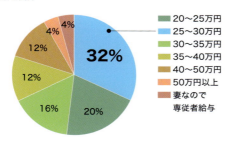
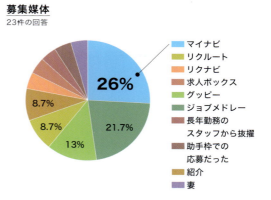

面接や採用時の基準・注意点など

- 医療法人で採用し、3年すぎれば関連会社に異動してもらった。
- 長い付き合いのスタッフにお願いした。
- どの分野の仕事が得意な人を採用したいのか考えておくことと、PCを実際に使ってもらい仕事ができるかを確認した。
- もし可能ならば前職で歯科関係の仕事をしている人のほうがよい。
- 年代やキャリアに応じた仕事内容をしてもらう。
- 信頼できる人からの紹介がよい。
- 男性社員の場合、給料テーブルの事前決定が必要である。
- 当院では、歯科助手から事務局へのキャリアアップをしている。歯科助手採用時に、PCスキル、事務系の資格を判断している。
- 歯科助手の応募で、履歴書のスキルが高かった人を事務局に配置した。
- 面接・採用時は、適性検査を重視している。
- とにかくコミュニケーション能力の高そうな方を選ぶ。
- 仕事ができそうでも、コミュニケーション能力のない人は選ばない。

これから導入を考えている方にアドバイス

- 採用まではなかなか踏み切れずにいた。しかし、採用すると頼む仕事はいくらでもある。まずは採用すべき。
- 悩んでいるより入職させるのがよい。
- ある程度高い給料設定で募集したほうがよい。
- すぐ辞めない環境を作るとよい。
- 企業勤務経験のある女性がよい。

01 事務局・秘書課

2　事務局は質の高い医療の提供に繋がる

医療法人時和会／総務
小森夕紀子
Yukiko KOMORI

　私は知人の歯科衛生士からの紹介で受付助手として当法人に入社した。当時、医療法人時和会は開業2年目で、マニュアル作成をはじめ、診療以外の業務が多岐にわたっていた。学ぶことも多く仕事にやりがいを感じると同時に、院長のサポートとして経営に携わる機会も増え、徐々に事務局員として勤務するようになった。

　現在は総務部門で、財務管理・設備管理・施設基準管理・診療報酬算定事務などを担当しており、売り上げの統計、ネットワーク構築、インフラ整備、設備投資にかかる行政手続き等を行っている。

　当初は、受付助手業務と並行して事務作業を行っていたが、診療時間外に作業することも増え、いずれ両立はできなくなるだろうと感じていた。現場の社員に事務仕事を任せる際は、いずれ事務局専任に切り替えることにより業務効率が上がると考える。ただ、私の場合は事務職未経験で知識もなく、自分のやり方が正しいか不安に感じることも多かった。そのため、すでに事務局を導入されている歯科医院へ相談や見学する機会があると、より効率的に業務を遂行できるだろう。

　また、一般の企業で広報や人事などの経験がある方を採用することも効果的である。歯科業界以外の視点から意見が入ることで業務の質が向上すると考える。

　最終的には部門分けをし、マーケティング、採用、労務管理など、それぞれの業務の専門性を高めた事務局を構築することで、院長をはじめ現場スタッフが診療業務に集中できる環境が整う。事務局の採用は、結果として質の高い医療を提供することに繋がると考えている。

01 事務局・秘書課

3 秘書にしかできない院長サポート

香川県　なないろ歯科・こども矯正歯科クリニック／理事長秘書
山崎菜穂
Naho YAMASAKI

　私は穴吹医療大学校医療事務・ドクター秘書学科を卒業し、当院に入社して5年目になった。おもな仕事内容としては、理事長のスケジュール管理や書類作成、データ作成等である。その他にも、飛行機の予約をしたり、業者との対応をしている。

　現在、当院は香川県、沖縄県、兵庫県に3医院ある。そういった分院を出す際に必要になる周辺地域の情報収集であったり、診療がスムーズになるツールを探したりもする。秘書の仕事内容を見て、「事務でもできることなのでは？」と疑問に思うかもしれない。しかし、事務には事務にしかできない仕事があるように、秘書にも秘書にしかできない仕事があると私は考える。たとえば、理事長のスケジュール管理において、今日はどこで何をしているのか、誰と会って、どこに行くのかなど、細かな予定を知っておく必要がある。また、接待のお店を予約するのも大切な仕事である。スタッフに知られたくないことでも秘書がいれば知られることもない。

　こうしたことから、秘書の仕事は理事長の考えや思いを一番理解している存在でなければならない。理事長の仕事の負担を減らすのはもちろんだが、つねに理事長と同じ考え方で物事を見ることも大切である。そして、クリニックには事務も秘書もどちらも欠かせない存在だと考える。事務局としてひとまとめにせず、事務と秘書で線引きをすることで、それぞれに任せられる仕事内容も変わってくるのではないだろうか。

　院長に「秘書」は本当に必要なのかと思う先生も多いと思う。しかし、私は分院のあるクリニックにこそ「秘書」は必要だと思う。なぜなら、理事長を一番理解して行動するのが「秘書」であり、つねにサポートできるからである。同じ考えや思いをもっているからこそ、一緒に理想のクリニックを築いていくことができる。秘書の採用を悩んでいる先生は、前向きに検討していただけるとたいへんうれしい。

01 事務局・秘書課

4 事務局・秘書課の設置、採用のポイント

大阪府　医療法人時和会　クレモト歯科なんば診療所
呉本勝隆
Katsutaka KUREMOTO

事務局採用のアドバイス

　開業して2年目に、MID-Gのマニュアルコースに参加した。その際に、多くのインストラクターの先生から事務局の重要性をメッセージしてもらった。しかし、重要なのはなんとなく理解できたが、どのように採用し、どのような仕事を任せたらよいのか、イメージがつかなかったのを覚えている。

　そこで私は、オープニングスタッフで受付をしてくれていた社員に机を与え、事務員として仕事をしてもらうようお願いした。事務員を新規で採用することに非常に抵抗があったため、新たに受付を雇用し、既存の社員を事務員にコンバートしたかたちである。これが当法人の事務局の始まりとなる。

　当初は、何の仕事をお願いしたらよいのかイメージがなかったが、実際に稼働するとあらゆる分野の仕事を任せることとなった。そして、求める業務量に対して手が足りなく、そこから少しずつ事務員が増員されていった（図1）。

　現在では、事務局長、総務2名、労務・助成金、人事、経理2名、広報、訪問事務、保育事務、秘書と11名のメンバーで組織されている。

　これまで事務局には何度も人の出入りがあった。事務員採用のポイントは、新規雇用にはある程度リスクを覚悟することだと思う。さまざまな媒体で採用活動を行ってきたが、一般的な媒体で能力の高い事務員はなかなか見つからなかった。紹介会社を通じて、経歴の優れた方を雇用したこともあったが、結果的に何の成果も出ないまま1,000万円近く無駄にしたことも。逆に、既存の社員を事務局にコンバートする方法はリスクが少なく、安定しやすいと感じている。すでに他の職種で成果を上げていたり、現場がわかっていて他の社員とのコミュニケーションも取れているからである。当法人では事務局の大半が既存社員からのコンバートである。ロイヤリティが高く、他者からの支持を得られる者の出世コースとして事務局が存在しているかたちといえる。このように、経営企画室という名称で、当法人の花形部門となっている。

　一方で、新規の中途採用はうまくいくと非常に爆発力を生む可能性がある。既存の社員からのコンバートだと、どうしてもこれまでの医院のやり方に関する固定概念から抜け出せず、クリエイティブな発想や成果が生まれにくい傾向を感じている。

当法人の広報は、紹介会社からの入社である。これまで、まったく違う職種でキャリアを重ねていたため、法人の課題点や大企業でのマネジメントなど、理事長である私では発想できないような意見を出してくれる。歯科医院特有の固定概念から抜け出し、さらに進化していくためには、他職種でキャリアを積んだパートナーがいると非常に心強い。

　このように、外部から新規で採用するのか、既存社員を事務局にコンバートするのか、一長一短があるが、それぞれのステージにおいて意思決定していく必要がある。

　事務員育成のポイントは、いかに権限移譲を素早く行うかだと思う。ほとんどの場合、理事長や院長が行う仕事のほうがスピード感やクオリティで優れているが、仕事の確認が細かすぎると事務員の成長を妨げるどころか、組織の成長スピードが鈍化すると考えている。かつては、一つひとつの仕事をすべてチェックし、不備があれば目くじらを立ててフィードバックしていた時期があったが、いまでは多少のミスやロスは目をつぶり、なるべく自由に仕事をしてもらうよう心がけている。

　勤務医教育や難易度の高い治療など、本当に理事長・院長がしなければならない仕事に注力するためには、事務局の存在が必須である。事務局を組織していくことで法人・医院が成長し、結果的に患者さんにとって質の高い医療が提供できるようになると考える(**図2**)。

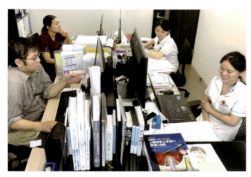

図1　初期は院長室に事務局を併設していた。院長とのコミュニケーションは気軽にとれたが、人の出入りが多く、集中して業務を行うことが困難であったように思う

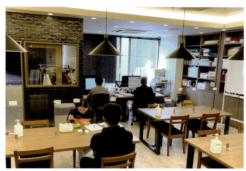

図2　現在の事務局はスタッフルームの一角に移動した。診療室と隔離されているため、業務を中断されることがなくなった。一方、ランチ時間においては現場の社員との交流が生まれ、よい意味で一体感を享受できている

01 事務局・秘書課

5 Pick up④：事務局員の本音トーク！

神奈川県　エムズ歯科クリニック磯子
松尾一樹
Kazuki MATSUO

京都府　たけち歯科クリニック
栗木千明
Chiaki KURIKI

千葉県　栗林歯科医院
飯泉美穂
Miho IIZUMI

兵庫県　アップル歯科クリニック
三村英生
Hideo MIMURA

熊本県　東町グラン歯科
山川 睦
Mutsumi YAMAKAWA

神奈川県　高津デンタルクリニック163
水谷洋子
Yoko MIZUTANI

事務局員の採用

松尾　医院運営において事務方の役割は年々重要になっており、MID-G役員へのアンケートでもほとんどのクリニック（92.3%）が事務局・秘書課を設置していることがわかりました。一方で、事務局の立ち上げ、事務局員の採用に難航しているという声も聞きます。
　表1のアンケート結果をもとに、どうすれば事務局員の採用活動がスムーズになるのか、ご意見をいただきたいと思います。
　実際に採用に困っているクリニックがあったとして、みなさんはその原因をどのように考えますか。また、どのようなアドバイスをしますか。

山川　原因はいくつかあると思うのですが、時期なのか、初任給なのか、どの年齢層を採用したいのかなどによって結果は異なります。そもそも20代の応募があったとしても、先生をサポートできる人材であることはまずないと思います。そこで、30代、40代の採用を考えたときには初任給をある程度高く設定しておかないと、なかなか応募がこないでしょう。ゼロベースで育てていこうとしているのか、院長の参謀としてすぐに仕事をしてほしいのか、どこを目指すかによって募集要項が違ってきます。たとえば、年齢イコール給与と考えた場合、40歳の方を採用したかったら40万円くらいは出さないと、なかなかよい人材は来ないというイメージですね。

松尾　実際いま採用活動をしていると思うので

事務局・秘書課 管理栄養士 歯科技工士

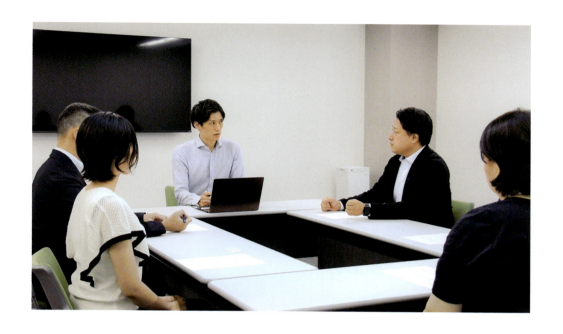

表1 採用に関連するアンケート結果

募集媒体	求人サイト80.9% （少数派…知人から紹介、長期勤務スタッフから抜擢）
初任給	20〜25万円（66.6%）
平均給与	25〜30万円（29.2%） 20〜25万円（25.0%）
男女比	男性25.4%：女性74.6%
前職	歯科、医療業界以外からの転職（63.2%）
転職理由	新しいことに挑戦したかった（47.4%）
	知人からの紹介（31.6%）

すが、見合った初任給を提示していますか。

山川 少し高めに設定しています。

松尾 応募はありますか。

山川 けっこう応募があります。地方でも。

松尾 たとえば、開業したばかりだと歯科医師が院長1人というところが多いと思うのですが、そういうところは即戦力になるような30、40代を採用したほうがよいのでしょうか。院長よりも年上になってしまうこともあると思うのですが。

山川 そうですね。個人的には先生より年上でも、社会人経験がある程度あったほうが院長は治療に専念できるし、いろいろ相談もできると思いますね。むしろ、若い院長はちょっと年上を採用したほうが……。イメージですが、若い先生に若いスタッフをつけると、スタッフは先生に何

163

も言えないじゃないですか。
松尾　そうですね、たしかに。
山川　「言われたからやる」みたいな"やらされ仕事"が多くなっちゃうイメージがあります。ですから、同じ年齢か少し年上くらいで、対等に話し合うのが理想だと思います。
松尾　参考になりました。ありがとうございます。それでは、飯泉さんどうでしょうか。
飯泉　事務職と一言でいっても、事務と経理では仕事内容はまったく違います。その仕事内容で給料が20万円というのは、はたして適正なのでしょうか。どのような人物をターゲットに採用活動を行うかによって給与や募集要項の内容が変わってくるので、そこをしっかりと検討すれば採用に繋がると思います。
松尾　ありがとうございます。水谷さん、お願いします。
水谷　私は院長よりも一回り年上で、他業種をいろいろ経験していまの仕事に就きました。いまだに勉強になることも多いですが、他業種の経験を活かすことができています。もちろん歯科のことに精通していることも大切ですが、転職者であれば歯科以外の方もよいのではないかと思い

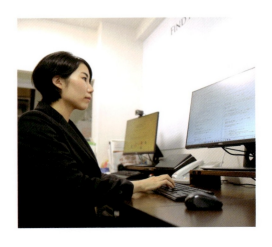

ます。山川さんがおっしゃったように、若い人だとなかなか院長に意見を言いにくいのではないかと思います。
松尾　ありがとうございます。栗木さんはどのようにお考えですか。
栗木　ほとんど話が出揃ったかと思いますが、女性の立場からすると、歯科業界は男性が多いので、私たち目線から他業種での経験とか、数値とかを見て思うことがあっても、私が言うのと、年齢が上の男性に言ってもらうのでは、響き方が若干違うと感じることがあります。
松尾　なるほど。ちなみに、いまは男性の事務員もいらっしゃるのですか。
栗木　おります。いまの歯科医院の人員構成や、相性もあるでしょうが、採用の人物像が明確になればなるほど、マッチングがしやすいと思います。そういった分析をすることが、スムーズな採用に繋がると思います。
松尾　逆に女性のほうが言いやすいことはあるのでしょうか。
栗木　言いやすいことはないですけど。説得力がどうしても……わかります？
飯泉・水谷　わかります（笑）。
栗木　経験値から「こうじゃないでしょうか」と言われるのと、若いスタッフから「こうじゃないですか？」と言われるのとでは重みが違います。そういう意味でやっぱり若い人だとやりにくさはあるかと思います。
松尾　経験を積んで信頼を得るまでは苦労するかもしれないということですね。
栗木　そうですね。もちろん、若いことが悪いというわけではないのですけど、関係性が難しいのではないかなと思っています。
松尾　ありがとうございます。では、三村さんお

願いします。

三村　採用をスムーズにするには、募集要項を載せる媒体を増やすとか、人材紹介会社を使うということになると思います。私の場合、いまの歯科医院の患者だったんですけど……。

松尾　患者さんからの紹介ということですか？

三村　いや、私が患者だったんです（笑）。

松尾　そうだったんですね。

三村　院内に求人案内を貼るのかは現実的ではないかと思いますが、歯科衛生士さんと患者さんの会話のなかで「就職先を探してます」などと耳にしたら、声をかけるという方法もあると思います。

松尾　三村さんの場合もそうだったのですか。

三村　そうです。担当の歯科衛生士さんから声をかけてもらって。

松尾　レアケースですね。

三村　タイミングが合えばなくはない話かなと思います。あとは出入りの業者さんとか。実際、当院に週一回、信用金庫の方が集金に来るのですが、担当の方があるとき「銀行を辞める予定です」とおっしゃいました。「次は決まっていますか」と尋ねたら、「決まってないです」と。銀行

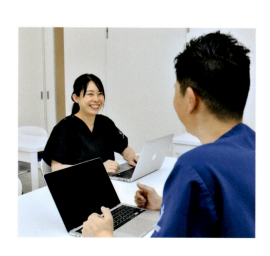

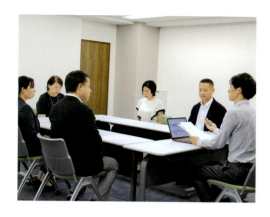

員らしく真面目な方だったので、「ほかも見ると思うけど、当院もいま募集しています。よろしければ、お待ちしていますね」と言ったら、2～3週間後に連絡がきました。

松尾　そんなこともあるんですね。ご縁ですね。

三村　実際にすごく優秀で、たいへん助かっています。給与に関しては、前職の給与を提示してもらい、その9割か、10割を超えない程度ではじめて、その先として、給与アップを提示してあげるようにすればよいと思います。このように、出入りの業者さんもありかなって思います。全然、知らない人を面接するよりは、ある程度、知っている方を採用するほうがリスクは減るのではないでしょうか。

松尾　なるほど。そういう方法もあるということですね。

三村　現在、スタッフが10人いますが、ハローワークから入ってきた人が長く残っています。ハローワーク、よいですね。地域によるとは思いますが。

松尾　ありがとうございました。みなさんの総意としては、このアンケート結果から見ると「初任給が低いのでないか」、「ターゲットを絞ってそれに合わせた初任給の金額を設定する必要があ

る」ということですね。

栗木 この20〜25万円の初任給だと、「事務をする方」が応募してくるイメージです。

松尾 そうですね。いわゆる医療事務と思って応募してくるイメージですかね。

山川 「事務局員」と「事務員」は違うと思います。事務員でしたら、この金額で募集しても問題ないかと思いますが、事務局員となると治療

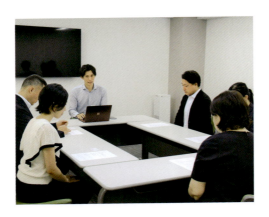

にかかわる事務以外のサポートや相談も多くなり、それに応じた給与の設定になります。また、院内の教育、具体的にいえば、医療技術の教育ではなく、ビジネスマナーなどの社会人としての教育についても相談されることもあるでしょうから、やはりある程度、社会人を経験している方でないと難しいでしょうね。そうすると、少し年上を採用したほうがよいのではとなります。加えて、応募してくる方は女性が多い傾向にありますが、男性院長は男性の事務局員を入れたいと思うようです。優秀な女性は多いですし、差別しているわけではないのですけど、男性比率を高めたほうが男性の先生はいろいろと頼み事をしやすいということでしょう。そうすると、男性を採用したいのであれば、年齢イコール給与の設定で募集したほうがよいということです。

松尾 たしかに、男性の歯科医師は男性の事務局員のほうが頼みやすいこともありますね。

山川 主任クラス歯科衛生士でも話しやすいのではないでしょうか。また、最近は女性歯科医師も増え、勤務医として働いていますよね。女性の事務局員ばかりを採用していると、院長しか男性がいなくってしまって、より言いづらくなることもあるとか。やはり、事務局に男性が1人いて、ワンクッション挟めるようにするのはよいと思います。

松尾 歯学部の学生は半分以上が女性で、女性歯科医師の求職者も増えています。男性と女性、どちらを採用するかは各クリニックのメンバー構成によって決めてもよいかもしれません。

事務局員の教育は難しい？

松尾 続いて、アンケートでは「事務局員の教育が難しい」という意見が多かったですが、難しいと感じる原因や、対応策、すでに取り組んでいることがあればご意見をいただきたいです。

三村 事務局員を雇ったことがないのでよくわからないってことだと思いますが、私は経営塾（地域一番実践会）に院長と一緒に参加していろいろと学びました。このように、「当院はこのような方向性なのだな」と認識を擦り合わせることは、お互いにとってよいと思います。面接のときにそれができたらいいのですが。

三村 院長は診療をはじめとしてさまざまな業務を抱えていて、コミュニケーションの時間をとるのが難しいです。それぞれ、歯科医院の方針やビジョンがあると思いますので、1日数分だけでも、伝える時間をとるのは大事です。実務に関しては、直接教えられないですので、セミナーに参加してもらう方法になりますね。

松尾 院長が直接教育するのは難しいですね。すでに事務局員がいて、新たに採用した事務局員を教育するという場合はどうでしょうか。

三村 その場合、「先輩・後輩」の関係になるので、じっくり時間をかけて教えるしか、方法はないのではないでしょうか。しっかりと教えないと辞められてしまいますし。

松尾 いずれにしても「時間」、「コミュニケーション」、「共通認識」が大事ですね。ありがとうございます。栗木さんいかがですか。

栗木 先ほど、「事務局員」と「事務員」が違うのではという話がありましたが。事務員で採用されたと思っているとギャップが生じますので、「事務局はこのような業務内容ですよ」と、採用の段階である程度、擦り合わせないといけないと思います。このように、教育の前に、採用面接時でどこまで踏み込めるかがポイントですね。私の場合、業務内容を知ったうえで入社しましたが、歯科業界は非常に独特だと感じました。よい悪いは別として、その価値観のずれをどう埋めるか、たとえば「診療中は話しかけてはいけない」などの歯科業界の常識をいかにスムーズに伝えられるかがポイントです。中途採用で社

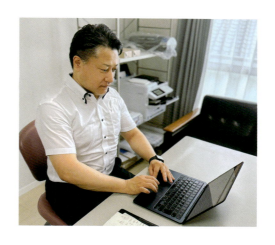

会人の経験のある方だったら、実務はある程度できると思うので、それよりは価値観の擦り合わせのために丁寧に教育のリソースを割くことも重要かなと感じます。

松尾 私はずっと歯科にいますのでわかっていないのかもしれませんが、やはりギャップを感じますか。

栗木 語弊があるかもしれませんが、歯科業界の常識と一般社会の常識で少し違うという感覚があります。そのうえ、開業したばかりで院長が1人で運営している歯科医院だと独自ルールが非常に強いことも多いでしょう。そういった意味のギャップがありますね。

松尾 村社会みたいな感じですかね、よい悪いは別として。

栗木 そうです。一般企業ではあり得ないですけど、賞与が気分で決まるといった歯科医院もあると耳にします。

松尾 そこに馴染んでもらうというか、歩み寄り合うのが大事なのではないかということですね。それでは、水谷さんお願いします。

水谷 当院は少数で事務局員は1人です。新しい世界で楽しんでもらえるように業務にかかわ

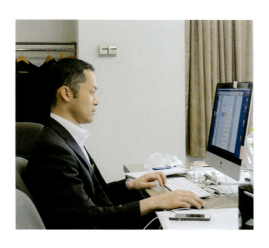

167

ることを吸収してほしいと思っています。

松尾 水谷さん自身は歯科以外からの転職だったのでしょうか。

水谷 前職は不動産業界にいました。当院の山井院長と共通の知人がいて、ちょうど法人化したときに紹介されました。

松尾 院長と1対1でコミュニケーションをとりつつ、うまくいった事例ですね。

松尾 飯泉さんはどうでしょうか。

飯泉 実は、私は「事務員」のつもりで入社しました。入社後は毎日パソコンに向き合うのかなと思っていたのですが、実際、いまは求人や広報などを担当しています。入社前に思っていたことと違ったわけですが、先輩がいたのでいろいろと教えてもらえました。「とりあえず」で採用されて、なおかつ業務未経験だと、わからないことを聞ける人がいないと困ってしまうでしょう。そもそも、専門用語を知らないとコミュニケーションがうまくいかないですし。わからないことを気軽に聞ける環境があることは、たいへん重要なことだと思います。

山川 気軽に聞ける環境は大切ですね。「若いスタッフを採用したはいいけども何を教えればよいのがわからない」と思う院長にとって、最もよいのはMID-Gの「事務局コース」で学ぶことだと思います。しかし、2ヵ月に1回のコースですので、それ以外は日々、先生が教えないといけないです。私はもともと青木一太先生（北海道開業）の一心会にいて、そのときにMID-Gを紹介してもらい、「こういうことがやりたいのだな」と理解でき、それに向かって仕事をしていこうと思えました。どのようなセミナーでもよいので、院長は一緒に参加することで自分の歯科医院の方向性を伝えられるのではないでしょうか。ただ、アウトソーシングできるのであればそれも一法でしょう。若いスタッフを採用・育成するのは、なかなかハードルが高いですので。

　また、事務員ではなく事務局員として人事、労務、総務を任せたいのであれば、優秀な方を採用し、自走できる事務局を作らないといけないのではないかと思います。そうすると教育に力をかけなくてよいですし、足りないところは事務局コースなどで補えば、事足りると思います。そもそも、院長が教育しなければならないような事務局を作るという発想を見直す必要があると思います。ある程度、能力の高いスタッフを採用して、そのあと若いスタッフを入れて、教育する流れがよいのではないでしょうか。能力の高いスタッフを採用するわけですから、その給与についても初期投資として、たとえば40万円かけるといった戦略をとる方法がよいように感じます。その後、組織を拡大させるといったかたちが理想的です。

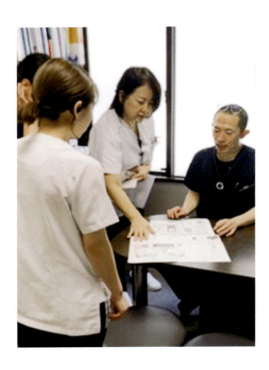

事務におけるDXを考える

松尾 アンケート結果には「仕事量が多い」という結果が出ています。MID-GではDXを推進していますが、いま行っている取り組み、今後実現させたいことなどを教えてください。

山川 当院において、受付のDXはある程度、できているなと思います。

松尾 ちなみに完全に自動化しているってところはありますか。……みなさん、まだですよね。

山川 いまは自動精算機くらいです。

松尾 そうなのですね。ChatGPTは活用されていますか。

山川 求人募集の文章やInstagramのハッシュタグの文言の作成などで使用していますね。

松尾 文章作成の際の参考として活用できますよね。当院では、最近、治療の同意書作成の際、文章の参考としてChatGPTを使用しました。あとはデータのクラウド管理ぐらいです。

松尾 経理は何か変わりましたか。

三村 とくに変わっていません。「この値は変動人件費です」などと、数値を自動で振り分けられるシステムがあるとよいですね。

山川 タイムカードの集計なども自動化してほしいですね。あとは在庫管理。SHELF（Doctorbook）のような、足りなくなった製品を自動で発注してくれるのはありがたい。このように棚卸のDXが実現したらたいへんうれしいです。求人ですと、面接可能日を設定しておくと、自動で返信してくれるといったサービスもありますね。文章を書く時間の短縮になります。

三村 あとは、KettyBotなどの運搬用ロボットなどもDXといえますね。

松尾 レストランなどで食事を運んでいる姿を目にします。

三村 いま本院で試験導入していて、材料とか基本セットを中央からそれぞれのチェアーに送れます。でも、段差があるとダメなんです。

松尾 広いクリニックだとよいかもしれませんね。歯科助手も動かなくて済みます。個人的な興味なのですが、事務局の業務や教育のマニュアル化は難しいのでしょうか。

山川 いま使っているマニュアルは一応ありますが、あまりよくないですね。仕事が多岐にわたり、突発的な仕事も多いからだと思います。

松尾 なるほど、事務局員の仕事をマニュアル化するのは困難ということですね。このたびは事務局員に関して、さまざまな貴重なお話を聞けてたいへん勉強になりました。本日はありがとうございました。

02 管理栄養士

1 アンケート分析

香川県　なないろ歯科・こども矯正歯科クリニック
白﨑 俊
Shun SHIRASAKI

MID-G Point

1	管理栄養士を採用する歯科医院が増えてきている（64.3%）
2	どの医院も20歳代の管理栄養士がおり、若い年齢の管理栄養士が多い
3	すべての施設において女性の管理栄養士が在籍しており、1施設のみ男性の管理栄養士が所属している
4	全体的に平均在籍年数は5年未満が多い
5	初任給は20〜25万円が88.9%であり、20万円以下は11.1%
6	平均給与は20〜30万円（88.9%）
7	募集媒体は100%求人サイトであり、グッピーが41.2%と最多であった
8	職務内容は歯科助手業務が最も多いが、栄養指導あるいは受付業務なども並行して行う
9	役員からのワンポイントアドバイス 神部 賢先生：4年制大学卒業なので基本的なスペックは高く優秀な方が多い傾向 呉本勝隆先生：管理栄養士を雇うストーリーがないとパッションダウンすると思う

> 栗林コメント

人を良くすると書いて「食」

　口腔と「食」は切っても切り離せない関係にあります。管理栄養士の世界で『人を良くすると書いて「食」、人を良くする事と書いて「食事」』という言葉があります。私たちの仕事は歯や歯周組織を治療するものです。歯や歯周組織を治すことはもちろん大事ですが、これからの時代は咬合できることと同時に「何を食べるのか」も指導することが求められてきています。口腔機能低下症、口腔機能発達不全症が保険診療に収載されたのも、この時代背景が大きいといえそうです。

　そして、「何を食べるのか」を支援できる専門家が管理栄養士なのです。管理栄養士の存在により、歯科医院に新たな価値が生まれそうです。ただ、どのような位置付けで採用し、どのような仕事をしてもらうのかを明確にしておかなければ管理栄養士の定着は難しいかもしれません。

　今後、管理栄養士が歯科医療業界に定着することになれば、これからの私たちの業界の価値はさらに高まっていくのではないでしょうか。

解析データ

　MID-G役員のなかでも管理栄養士を採用しているクリニックが増えてきており、実に64.3％のMID-G役員が管理栄養士を採用していた。採用人数は3人以下が77.7％であり、そのなかで2人が33.3％と最多となった。

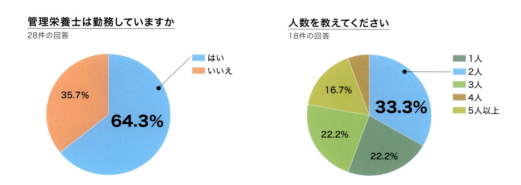

　採用している管理栄養士の年齢層をみると、20歳代が最も多かった。

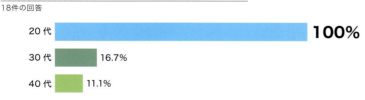

171

在籍年数をみると2年目の管理栄養士が38.9%、3年目が27.8%であり、在籍3年以内が全体の83.4%となった。全体的にみて管理栄養士を採用し始めてまだ年数があまり経っていないことがわかる。

初任給を調べると20〜25万円と設定しているMID-G役員が88.9%と最も多かった。20万円以下の求人は2施設のみであり、いずれも四国の施設だった。地域差が反映される結果になっている。

初任給が20〜25万円であったのに対して、現在の給与体系の相場を調べた。その結果、同じ20〜25万円が66.7%と最も多かった。次いで25〜30万円が22.2%だった。

求人媒体としてはグッピーが41.2%と最多であった。次いでジョブメドレーが23.5%。歯科衛生士等と同じでインターネットの求人媒体からの応募が多いことがわかる。

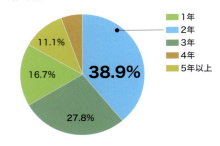

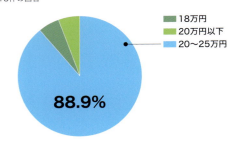

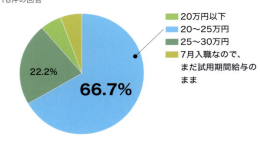

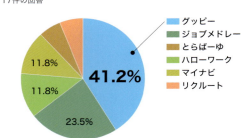

雇用してからの職務内容は、歯科助手業務をしてもらう役員が94.4％と最も多かった。これから歯科助手業務を遂行しながら、他の業務を行っていることがわかる。次いで受付業務、栄養指導、食育指導を行っていることがわかる。

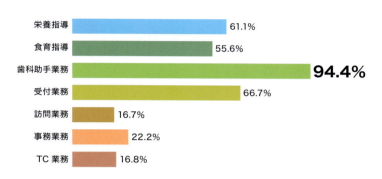

職務内容を教えてください（複数選択可）
18件の回答

- 栄養指導 61.1%
- 食育指導 55.6%
- 歯科助手業務 94.4%
- 受付業務 66.7%
- 訪問業務 16.7%
- 事務業務 22.2%
- TC業務 16.8%

管理栄養士採用を考えている先生方にアドバイス！

①4年制大学卒業で優秀なスタッフが多い傾向にある。しかし、歯科助手業務であったり、歯科の業務に興味をもってもらえていないと離職しやすいように思う。そのため、栄養指導はもちろんのこと、コンサル業務やさまざまな業務を任せてやりがいのある業務にしたらよいと思う。

②管理栄養士の育成は難しいと思う。また、管理栄養士は真面目な人が多いので抱え込みすぎないように、育成のフォローに気をつけている。なぜ管理栄養士を雇用して、どのような仕事を任せたいのかなどの、明確な方針がなければモチベーションを保ちにくいと思う。明確な方向性のない採用は離職のリスクが高くなるので、業務内容を明確にして採用すべきである。

02 管理栄養士

2 管理栄養士としての歯科医院とのかかわり方

大阪府　Kデンタルクリニック／管理栄養士
早川 稜
Ryo HAYAKAWA

大阪府　Kデンタルクリニック
金子尚樹
Naoki KANEKO

自己紹介（早川 稜）

兵庫県出身。岡山県立大学保健福祉学部栄養学科を卒業後、医療法人Kデンタルクリニックに就職した。

歯科医院で働くことを決めた理由

歯科での管理栄養士は、病院での栄養指導とは異なり、患者さんの口腔内の状態や機能を把握したうえで栄養指導を行えることが魅力のひとつである。

そのなかでも私が入職した医療法人Kデンタルクリニックは、外来診療だけではなく訪問診療にも注力している。在宅療養患者の約8割は低栄養、もしくは低栄養のおそれがあるというデータがあり、訪問診療での管理栄養士のニーズは年々高まっている。当院では、訪問診療で摂食・嚥下機能評価を嚥下の専門医と行うことにより、直接患者さんやそのご家族、施設のスタッフさんに客観的な摂食機能の評価をお伝えし、その内容やデータをもとに栄養指導を行っている。診断結果から摂食・嚥下リハビリテーションや歯科衛生士によるプロフェッショナルケアを継続して行いながら、栄養状態についても経過の観察、再評価を行えることが魅力である。

管理栄養士としての就職先には、病院、福祉施設、薬局、食品企業等があるが、前述の理由のため歯科医院で働くことを決めた。

普段の業務内容

アシスト業務・事務局業務に加え、おもに訪問診療で栄養指導を行っている。超高齢社会を迎えた日本では、5人に1人が認知症もしくはその予備軍という報告もあり、訪問診療で食支援を必要とする患者さんの多くは認知症の方である。

認知症の患者さんの多くは、とろみをつけると誤嚥なく飲み込めることがほとんどである一方で、食行動への障害が多くみられるため、個々の患者さんにあった対応が求められる。

食事前の環境と、食事中の様子を患者さんの斜め後ろから観察し、おもに3つの視点（食べ始められるか、食べ続けられるか、食べ方は以前と同じか）を確認する。食べ始めることや途中で食べるのをやめてしまう場合は、食器や器具、配膳方法に原因があるのかもしれない

ので、食器、食具の大きさや模様の入っていない食器への変更などを行う。歯科医師や多職種との連携を密に行うことで、患者さんのQOLの向上を大切にしている。

管理栄養士として歯科医師に伝えたいこと

　患者さんに長く元気にお口から食べてもらうためには、歯科医師による咀嚼・嚥下機能の維持・向上と、管理栄養士による栄養面からのアプローチがとても重要である。

　実際の訪問診療の現場で、食事量が低下し、体重減少も著しく、ほとんどの時間を車椅子に座って過ごされている患者さんがいた。そこで、歯科医師による摂食・嚥下機能評価をもとに、口腔機能訓練や栄養指導を根気強く続けていくことで、リハビリの甲斐あっていまでは元気に歩き、カラオケを楽しむまでに回復された方もいる。

　このような患者さんを増やしていくために、これからも歯科医院の先生方が栄養の分野に焦点をあててもらい、私たちの活躍の舞台が増えることを期待している。

院長コメント

Kデンタルクリニック　院長　金子尚樹

　歯科医院における管理栄養士の重要性がますます高まっています。近年、歯科医療においては、う蝕や歯周病の治療だけではなく、口腔内でストレスなく食べられるようにしておくことで、患者さんの全身の健康状態に寄与することがわかってきています。

　そのため、歯科医師と連携した栄養指導や食事指導を行う管理栄養士の存在は、これからの歯科医院には欠かせません。歯科の管理栄養士は、患者さん一人ひとりの口腔状態や全身状態、生活習慣や認知症状などを把握したうえで、個々に合った栄養指導を行います。具体的にはう蝕や歯周病の状態、義歯の装着具合、口腔機能の低下状況などを踏まえ、栄養不足や糖尿病などの生活習慣病・摂食障害など、患者さんが抱える栄養に関する悩みについて相談を受け、情報を分析し、適切なアドバイスを行います。さらに、認知症患者さんの状態や好みに合わせた食べやすく栄養価の高いレシピを設計したりもします。

　管理栄養士は、患者さんのカルテをもとに口腔状態や全身状態、治療内容などを情報共有し、他の職種と連携した指導を行います。また、定期的な多職種とのミーティングに参加したり、ミールラウンドを実施し、その後、患者さんの指導の進捗状況やその内容について話し合います。お互いの専門性を活かし、患者さんに最善の治療と栄養指導を提供していきます。

　管理栄養士は、栄養学だけに留まらず、研究心が旺盛な人が多いと感じています。幅広い分野との連携が可能な職種であり、今後も地域を超えてさらに日本の未来の「健康」を支えていく職種だと、私は確信しています。

02 管理栄養士

3 歯科医院における管理栄養士の役割

千葉県　栗林歯科医院
栗林研治
Kenji KURIBAYASHI

　本項では、実際に当院で働く管理栄養士のコメントを示しつつ、管理栄養士の役割について述べたい。

栗林歯科医院に就職した理由

管理栄養士A

　あまり管理栄養士業務が確立されていないなか、新しいことを始めたいと思い、歯科医院を選びました。さまざまな歯科医院の理事長やスタッフと話したなかで当院が最も新しいことができると思いました。

管理栄養士B

　前職（保育園での調理）で歯の成長と食事の形態のかかわりが深くあると学び、説得力のある指導をするためには口腔内について学ぶ必要があると思いました。先輩栄養士が多くいて学べる環境が整っている当院に魅力を感じました。

栗林歯科医院での仕事内容

- 歯科助手（口腔機能の学び）
- 受付業務（ホスピタリティー）
- Instagram（SNS）の運用（予防の情報発信）
- 食生活アドバイスシートの作成
- 離乳食教室の企画、運営
- 夏休みイベントの企画、運営（小学生へ予防教育）
- 義歯使用患者への栄養指導
- 歯科材料の在庫管理
- 管理栄養士学生の見学研修対応
- 求人面接などの採用活動
- 管理栄養士の教育・育成
- 社員向けの予防教育

仕事のやりがい

管理栄養士A

　患者さんが私の名前を覚えてくれていたときにやりがいを感じます。こんな自分でも患者さんの役に立てているんだと感じてうれしいです。

管理栄養士B

　初めて離乳食教室に3ヵ月間（1〜3月）参加して、全部参加してくださった保護者が初め

のころより意欲的になったり、笑顔で話してくれるようになったとき。患者さんの変化を見られてうれしかったです。初診カウンセリングや離乳食教室で、患者さんに食事の話をより意欲的に聞いてもらえたときです。

管理栄養士を採用しようと思っている先生にアドバイス

開業当初（15年前）は、口腔機能回復を目標に歯科診療してきたが、現在は、健康（予防）を中心に情報発信と歯科診療をしている。この理由は、真の予防は「食」にあることに気づいたからである。「食」への歯科医療の役割をリードするのが管理栄養士である。ぜひ、管理栄養士とともに、歯科医院の社員と患者さんに真の予防を情報提供してあげてほしい。

4 管理栄養士と創る新しい歯科医院のかたち

千葉県　栗林歯科医院
栗林研治
Kenji KURIBAYASHI

歯科医院の最終目標はどこか

噛み合わせを治療できる歯科医師になりたいと卒業後から考えていた。2009年に当院を開業してからもその思いは変わらなかった。そして、念願叶って2014年にウィーン大学に通うことができ、顎関節症を含めた咬合治療を学ぶことができた。その後も研鑽を積むことで、私自身も自信をもって噛み合わせの治療をできるようになってきた。

しかし、あるとき、歯科医院で歯を治療し、理想的な噛み合わせに改善することが、はたして治療のゴールなのかと疑問をもつようになった。それはなぜかというと、食生活が乱れていると、どれほど噛み合わせがよくても身体が病気になってしまう可能性が高いからである。それに気づいたときに、当院は「食」をよくするためにできるアプローチとして、口腔内の悪い部分を治療し、噛み合わせをよくし、さらには栄養学的要素も取り入れた治療を目指すようになった。

社会における疾病構造の変化

先代の先生方の努力の結果、う蝕に罹患している患者さんは大きく減った。う蝕の洪水といわれていた時代は間違いなく終焉に向かっている。しかし、歯科医院の仕事はなくなるのかといわれたらそうではない。

時代の変化に伴って疾病構造が変化している。その象徴ともいえる保険算定項目が「口腔機能低下症」ではないだろうか。口腔形態を戻すことがいままでの主流だったが、口腔機能を取り戻す分野もわれわれの診療範疇になってきたのである。
　そのような時代背景のなか、とあるシェフとの出会いが当院と管理栄養士を繋ぐきっかけになった。そのシェフは、「食」と「食事」の漢字を以下のように説明してくれた。
　「人」を「良くする」と書いて「食」。「人を良くする事」と書いて「食事」。このように、「食」「食事」は人間が生きるうえでの根源になる。口腔内領域を扱うわれわれ歯科医院は、これらにかかわる仕事といえるだろう。口腔形態を再建した後の口腔機能の再建までが歯科医院に課せられた使命だと考える。

管理栄養士が高めるこれからの歯科医院の価値
　歯科はその教育課程の影響もあり、「食」をテーマとしても「硬いもの、軟らかいものを食べてください」といったような栄養学を混ぜ込んだ食育が行いにくい。もちろん、これらも大事だが、やはり栄養学的アプローチも含んだ食育を提供したい。
　そこで、栄養のスペシャリストである管理栄養士の存在がとても大切となる。管理栄養士は国家資格であり、資格をとるには3〜4年を要する。ライセンス取得までかなりの労力を要するだけあり、仕事に対するプライドは目を見張るものがある。そのような管理栄養士に歯科が不得意な分野を補ってもらうことで、歯科医院の価値はもっと高いものになるだろう。

栗林歯科医院における管理栄養士の働き方
　当院では歯科助手、受付はすべて管理栄養士である。大きな業務は3つある。もちろん、患者さんに対する栄養指導をチェアーサイドでもしてもらう。栄養指導といえば高齢者をイメージされることが多いが、必ずしもそうではない。
　当院での業務の1つ目として、お父さん、お母さん向けの院内離乳食講座（図1）、2つ目にホスピタリティーを学ぶ機会を作るための受付業務（図2）がある。3つ目は、歯科医院で働く管理栄養士である以上、歯科の知識は必須になるので、歯科助手業務を通じて勉強してもらう仕事もある（図3）。

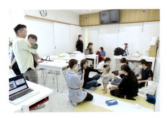
図1　栗林歯科医院における離乳食講座の様子

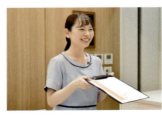
図2　受付をしている管理栄養士

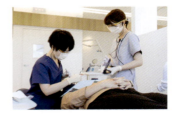
図3　アシスト業務をしている管理栄養士

03 歯科技工士

1 アンケート分析

千葉県　栗林歯科医院
栗林研治
Kenji KURIBAYASHI

MID-G Point

1	歯科技工士を採用している施設は67.9%
2	歯科技工士は男女比50%
3	年齢は20～40代が80.7%
4	常勤歯科技工士は84.6%
5	平均初任給価格帯は20～25万円：52.6%。平均給与価格帯は25万円～：68.4%

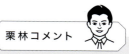

栗林コメント

デジタル化で高まる歯科技工士の価値

　ほとんどのMID-G役員はIOSを所有しており、さらにはミリングマシンを持っているクリニックがとても多いです。このように歯科技工業務をデジタル化することによって歯科技工士が不要になるかといわれたら、そうではありません。デフォルトで歯の形態をデジタルが再現してくれるものの、それが正しいかはやはり専門家の歯科技工士に判断してもらいたいものです。

　また、女性の歯科技工士が増えてきています。働き方改革といった社会的背景も踏まえて、常勤のみならずパート、時短勤務などさまざまな雇用形態を提示し、優秀な人材を確保していきたいものです。

解析データ

歯科技工士は勤務していますか？
28件の回答

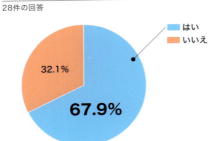

人数を教えてください
19件の回答

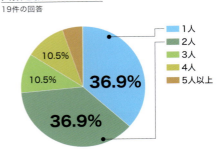

年齢を教えてください（該当をすべて選択してください）
19件の回答

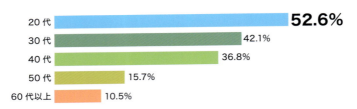

在籍年数を教えてください
19件の回答

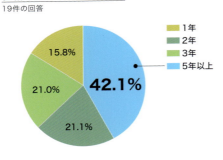

初任給を教えてください
19件の回答

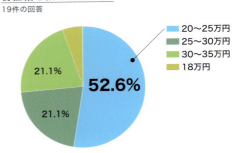

平均給与を教えてください
19件の回答

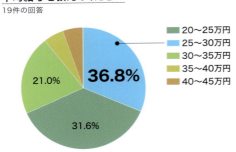

募集媒体（応募率のよい媒体）
18件の回答

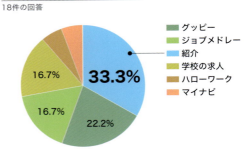

これから歯科技工士の採用を考えている方へアドバイス

- デジタルメインですが、個人トレーやマウスピース、仮歯等は融通が利くのでとてもありがたい。
- コミュニケーションに関する問題が起こることが多いので、中堅どころの意思疎通がとれる歯科技工士の確保が優先。
- デジタルに特化するとよい。
- デジタル技工に対応できる人材を入れたほうがよい。
- 医院の戦略次第。コストがかかるのと、能力次第という不安定要素がある。
- DHと同等の初任給が必要。
- 仕事量の管理が非常に大切。

03 歯科技工士

2 デジタル化する歯科技工

徳島県　和田歯科医院／歯科技工士
稲井 亮
Ryo INAI

　専門学校を卒業し、和田歯科医院に入職した。仕事を始めたばかりのころは、学校で習った知識とデジタル化が進んだ歯科医院の実際の現場とのギャップに驚いた。私が学校で学んだころの知識では、歯科技工室といえば石膏やレジンで汚れた空間というイメージであった。しかし、当院のラボはパソコンの画面上でワックスアップを行うといったデジタル化が進んでおり、まったく別の空間と感じた。

　ラボサイドだけではなく、チェアーサイドでもデジタル化が進んだことで、印象材ではなく口腔内スキャナーやミリングマシンを使って、外注せずに院内でクラウンを作れる環境が整っている。これは技工物の納期短縮に繋がるので、患者さんにも喜ばれている。口腔内スキャナーは嘔吐反射がある患者さんでも印象採得ができるので、喜びの声も聞いている。

　カルテもデジタル化し、iPadで管理している。そのため、患者さんの口腔内写真やX線写真を歯科技工士がシームレスに確認しながら、補綴物を製作できるようになっている。

　前述のとおりデジタル化が進んでいるが、アナログの知識や技術が不要になったわけではない。デジタルワックスアップが主流になったいまでも、アナログワックスアップの知識は欠かせない。とくに歯の解剖学的な知識は必須である。今後、義歯もデジタル化が進み、3Dプリンターで作れるようになってくることが予想される。AIなどが人工歯排列までこなしてくれるかもしれないが、その結果が正しいのか、患者さん個人に適しているのかを判断するには、やはり歯科技工士の目が必要になるだろう。そのため、人工歯排列の知識もやはり必要である。

　今後はますますデジタルに関するスキルが、われわれ歯科技工士にとっても絶対に必要になってくると思うので、流れに取り残されないように知識・技術を定期的にアップデートしていきたい。

03 歯科技工士

3 これからの歯科技工士の働き方

香川県　なないろ歯科・こども矯正歯科クリニック／歯科技工士
湯本 淳
Atsushi YUMOTO

　私はデジタルに魅せられた歯科技工士で、デジタルに特化したクリニックで働きたいと常々考えていた。念願叶っていまではCAD/CAMと３Dプリンターで歯科技工物を製作している。最近では、ジルコニアのクラウンブリッジが多い。デジタル化によってつねに出勤する必要性がなくなり、テレワークで設計したりデータ送信をしてミリングすることもある。いずれにしても、ほとんどの作業をパソコンで行っている。院内技工を順調にこなし、さらに個人事業（CADY）を開業して他院の技工物も受注している。

　前職はメーカーに勤務していたのだが、そのときの経験が働き方を考えるきっかけになった。勤務していた数年のうちに新商品が次々と上市され、デジタルでできることが格段に増えていった。最新機器を導入すれば、いままで手作業でしていた工程の大半がデジタルに置き換わることを肌で感じた。

　歯科技工のデジタル化を目指すクリニックを訪問すると、担当とされた歯科医師やスタッフがパソコン操作に悪戦苦闘していることがよくある。歯科技工士が勤務していたとしても、パソコン操作に抵抗があったり、いままでの仕事の仕方の変更に抵抗がある方も少なくない。また、歯列に合うように修正したいのにイメージした形態にならなくて時間がかかるために、得意な人を紹介してほしいといった要望を受けることもあった。

　私はCAD設計が好きで、パソコンさえあれば、全国どこにいても仕事ができる状況となった。最近はさまざまな地域から設計依頼を受けることも増え、新しい働き方としてかたちになってきていると感じている。今後は歯科技工所や企業と連携していく計画を立てている。

　デジタル技術はこれからも進化していくと思う。さらなる技術革新により、場所や時間にとらわれない働き方が可能な時代が来るかもしれない。自分は何がしたいのか、何ができるのかを考えて、目標を実現していきたい。

03 歯科技工士

4 歯科医院内における歯科技工士採用と育成のポイント

徳島県　和田歯科医院
和田匡史
Masashi WADA

院内で歯科技工士を採用しようと思ったきっかけ

　当院は3代目の継承医院である。1代目、2代目の時代には院内に歯科技工士が在籍していたが、私が医院継承・改装した2009年にスタッフルーム確保のため、一度、歯科技工室を大幅に縮小した経緯がある。その後、CERECの導入の際にやはり歯科技工士の必要性を感じ、2014年に新卒技工士採用とともに歯科技工室を作り直した。当初はワンデイトリートメントのみであったので1名で問題なかったが、ワンデイトリートメント以外にもデジタル技工の必要性が高まり、2021年に新たに歯科技工室を増設し、歯科技工士を1名増員して常勤2名体制となった。

歯科技工士の仕事内容

　CERECの作成、プロビジョナルレストレーションの作製からスタートし、保険のCAD/CAM、ジルコニア単冠、ジルコニアブリッジ、サージカルガイド、インプラント上部構造、義歯と次第に広がりをみせている。2名のうち1名は歯科技工士と歯科衛生士とのダブルライセンスもあるため、訪問先での義歯の修理などでも大活躍である。

　当院は、当初はデンツプライシロナのシステムで統一していたが、現在はexocadなどインビザラインのシステムも併用するようになってきた。IOSもOmnicam、Primescan、iTeroと各社使い分けている（おもに補綴はデンツプライシロナ、矯正はインビザラインであったが、次第に境目がなくなりつつある）。

　歯科技工士を再雇用したのは、間違いなく将来のデジタル化に対応するためである。いまとなっては歯科技工士不在の診療体制は考えられない。再度歯科技工士を採用・育成なくして現在の診療体制は構築できなかったと考えている。

　育成は、当初は歯科医師と歯科技工士がまったくゼロから一緒に勉強していくというスタイルであった。勤務医とともに一緒に講習会に出かけたり、先進的なクリニックを訪れ、指導を仰いだ。また歯科技工士だけで県外の著名な歯科技工所に2週間ほど研修に行ってもらうなどしていまの基礎ができた。

　2人目以降の育成は、業務を細分化およびマニュアル化し、カリキュラムを決めて研修をすることで、半年ほどで7割の業務ができる体制となってきた。また週に1回デジタル技工の勉

強に隣県まで通ってもらった。デジタルの進化のスピードは早く、アップデートを続けることは今後も不可欠である。

現時点では、先進的なクリニックのラボの見学に行ってレクチャーを受けることが一番効率的だと考える。

歯科技工士の採用基準

デジタルへの拒否感が少なく、一緒に勉強、成長したかったため、おもに新卒を採用している。デジタルはPCの操作が多く、PC自体に抵抗がある世代は育成が難しい。ただ、先入観なくデジタルに興味があれば年齢は問わない。現在、活躍してくれている女性の歯科技工士は既卒で採用した。彼女はもともと義歯が得意分野であり、今後、義歯のデジタル化にも興味をもって勉強してくれているので心強い。結局、採用は「後から変えられない部分」をどのように事前に把握するかに尽きる。というのは努力しても人柄や性格は後から変えることは困難だからである。そのため当院では、すべての職種において採用試験として性格テスト、常識テストは必ず行っている。

技術的なことを最重要視しての採用はたとえ技術職であっても行っていない。過去に何度も失敗してきたからである。

院内設備

最大5人が勤務できる技工スペースを確保している。石膏を扱うスペースとそうでないスペースに分けている。

設備は口腔内スキャナー4台、ミリングマシン2台（ブロック用、ディスク用）、ジルコニアファーネス2台（3歯までとフルアーチ用）　ポーセレンファーネス1台、3Dプリンター1台、フェイススキャナー2台、CT1台。今後も必要に応じてアップデートしていきたい。

今後の展望

歯科技工士はそもそも卒業生が激減しているため、将来を見据えて定期的に採用を進めていきたい。院内ラボは即応性や患者さんの顔をみて対話して技工物を作り上げるので歯科技工士のモチベーションも維持されやすい。患者さんに直接感謝されることがあるというのは院内技工の大きなメリットの1つである。

そのためには医院の経営体力も必要になる。デジタル化による生産性向上と、女性も働きやすい職場環境の整備、技術研鑽、設備投資を継続できるビジョンと環境の変化への対応は必須と思われる。つねに情報をキャッチアップし、仲間と共有、発信し続けることが国民の健康を守り、歯科界、歯科技工士界の未来に繋がると考える。

Special Symposium

特別座談会5

働きたい改革
―― たけち歯科クリニックはいかにして生まれ変わったのか

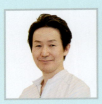

京都府　たけち歯科クリニック
武知幸久
Yukihisa TAKECHI

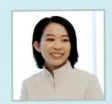

京都府　たけち歯科クリニック／
マネジャー
歯科衛生士
大森彩加
Ayaka OMORI

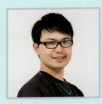

香川県
なないろ歯科・
こども矯正歯科クリニック
白﨑 俊
Shun SHIRASAKI

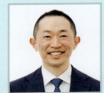

神奈川県
高津デンタルクリニック163
山井裕生
Hiromi YAMAI

白﨑　MID-G前理事の武知先生、大森さん、本日はお時間をいただきありがとうございます。武知先生の取り組みは「働きたい改革」として、日経ビジネスにも紹介されています。

山井　公私ともにいつもお世話になっております。本日はさまざまな切り口で武知先生のクリニックづくりについてお話をうかがえたらと思います。

これからの日本が直面する
労働人口問題

山井　2023年9月29日に横浜で開催された国際歯科大会でのMID-Gセッションはとても勉強になる時間でした。とくにMID-G前理事がお話しされていた今後の日本の現状とその対策につ

いては、改めていろいろと思いを巡らせるきっかけになりました。

白﨑　もちろん、私たち理事は事前にある程度

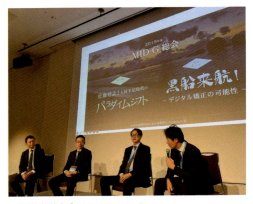

▲国際歯科大会でのMID-Gセッション

特別座談会5

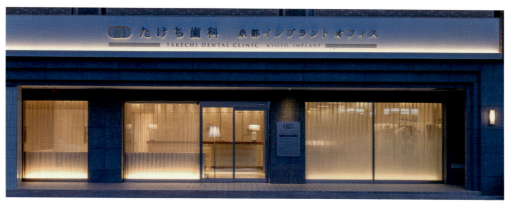
▲たけち歯科クリニック外観

の方向性はお聞きしていましたが、改めて聞くとこれからの歯科医院運営について深く考えるきっかけになったのは間違いありません。

武知 それはよかったです。私を含めMID-Gは、いま日本が直面している社会問題のなかで「人口減少」に関心があります。改めて人口減少について整理していきましょう。

　2018年に中央大学とパーソル総合研究所から発表されたとある研究があります。その内容は2030年に日本産業においてどれだけ人手が不足するのかを調べたものでした。その研究結果によると2030年には実に644万人の人手不足が発生するとあります。

山井 お恥ずかしいのですが、644万人という数字は「多い」というイメージはありますが、いまいちピンとこない数字です。

武知 この644万人とは現在の千葉県の総人口がいなくなると考えてください。

白﨑 千葉県は2023年時点で628万人の人口数を誇り、全国6位に位置しています。千葉県の人口がすべて消えてしまうと考えると、事態の深刻さがわかる気がします。私たちが想像している以上に、かなりの人手不足の時代が到来することがわかります。

武知 さらに、644万人の内訳をみると、医療福祉業界では187万人の人手不足が考えられており、この数字は岡山県の総人口に匹敵します。

山井 この数字を国際歯科大会で聞いたときはものすごく衝撃を受けました。わずかあと7年で、千葉県の総人口数に相当する労働人口がいなくなるとは。

武知 求人を出しても応募が少なかったり、人口減少を実感する機会は多々あるのではないでしょうか。

白﨑 私は香川県と沖縄県で開業しています。とくに香川県では人口減少を感じる瞬間は多々あります。どこの都道府県でもあてはまることかとは思いますが、歯科衛生士の採用はとても難しい状況になっています。

山井 歯科衛生士採用の難しさは地方だけではなく、神奈川県で開業している私も実感します。昔みたいなスピードで採用することは難しいです。

武知 そうなのです。とくに人手不足の煽りを最

Special Symposium

も受けるのは、技術職・専門職の分野だといわれています。私たち歯科医院は歯科医師、歯科衛生士、歯科技工士、医療事務など技術職かつ専門職の職場でもあります。決して、人手不足は対岸の火事ではなかったのです。本当はいますぐにでも手を打たないといけない、打たないと間に合わないほどの問題になってきているというのがMID-Gの見解です。

白﨑 当院は2018年に開業したので開業6年目となります。香川県はとくに人口減少が進んでいる県なので、ある程度その対策を考えてきたつもりです。しかし、武知先生のお話を聞くと大した手は打てていなかったと反省しています。

山井 「手を打たないといけない」と武知先生はおっしゃっていましたが、具体的にどのような手を打てばよいのでしょうか。

武知 歯科医院のみならず、企業運営には4つの資源があります。それは、「人・モノ・金・情報」です。どれももちろん大事なのですが、多くの歯科医院は「モノ」と「情報」に、多くの「時間」と「お金」を割いています。その反面「人」にはあまり「時間」と「お金」を割いていないのではないでしょうか。

白﨑 「人」に対するお金とは、賃金等の話でしょうか。

武知 もちろん、その側面もあります。しかし、現状はいくら賃金が高くても簡単には人は集まりません。

山井 賃金が高すぎると反対に敬遠されてしまうということを聞いたことがあります。

武知 いままでは、「モノ」にお金をかけていたら、売り上げは見込めていました。たとえば、IOSを始めとしたデジタルソリューションがわかりやすいでしょう。たしかに、IOSやミリングマシンを

導入すれば業務の効率化が図れ、売り上げが増えることが予想されます。いままではそれでよかったのです。でも、デジタルといっても、それを駆使する人材が必要になります。それを動かせる人がいなければ、せっかくのデジタルソリューションも意味がないものになってしまいます。

白﨑 どのようなデバイスもそれを使いこなす人が必要です。将来的にはAIが代わりに判断をしてくれるかもしれませんが、まだまだ人間が判断をしなければいけません。

山井 MID-Gレギュラーコースで荒井先生がお話ししていたのですが、企業経営には「資本集約型」と「労働集約型」があるそうです。「資本集約型」はお金を機械等に投資していくスタイルです。工場とかがこのスタイルに当たります。しかしながら、歯科医院はどうしても人を雇用して、人を使いながら運営する「労働集約型」になるとおっしゃっていました。

武知 荒井先生のおっしゃる通りです。歯科医院は人がいなければできない業種になります。私は、これからの歯科医院運営は、「人がいる医院」が売り上げが立つと考えています。これこそが「人」に「お金」と「時間」を使うという考え方なのです。

たけち歯科クリニックにおける マニュアルの存在意義

武知 たけち歯科クリニックは、約2年の歳月をかけて人事評価制度を作り替えました。いままでは「何ができるようになったのか」、「何をしてきたのか」を評価する仕組みでした。もちろん、その評価も必要なのですが、新しい改訂で「そのスタッフの視座がどのように変わったのか」を

特別座談会5

評価する仕組みを作りました。

大森 従来の評価システムでは、縁の下の力持ちを評価することができていませんでした。歯科医院では、在庫管理などというようにスキルで評価されにくい、仕事がたくさんあります。

武知 また、そのスタッフが何のために仕事をしているのかも評価するようにしています。歯科医師で考えるとわかりやすいと思います。卒業したての歯科医師は少しでも自分のスキルを身につけたいと思い、技術習得に力を入れます。もちろんこれが悪いわけではありません。人には成長段階というものがあるので、誰しもが必ず通る道だと思います。ただ、いつまでも「自分のために」という視座のままでは困ります。

白﨑 自分の勤務医生活を振り返ってみるとあてはまるように思います。最初は自分の技術習得に時間をかけていました。そして、ある程度できるようになると、お恥ずかしい話ですが天狗になっていた時期もあったと思います。

武知 たけち歯科クリニックでは、もちろん第一段階としては自分の成長です。そして次に「患者さんのことを考えられる」、「クリニックのことを考えられる」、さらには「社会のことを考えられる」スタッフになってほしいと考えています。このように視座といいますか、意識が変わるということも評価指標に入れました。

大森 この評価システムを、私たちは「誰が」、「どのように」、「どのタイミングで」伝えるのかを入念に考えました。「これ以上、頑張れません」などと評価に対してマイナスな反応もありましたが、法人が求めるスタッフ像をもとに説明し、この評価システムの意義を理解してもらうことで最終的には納得してもらえたと思います。

評価システム再考時に見えてきたマニュアルの新しい価値

山井 武知先生にとってMID-Gはどのような存在でしょうか。

武知 MID-Gでは本当に多くのことを学ばせていただきました。先ほどお話をさせてもらったように評価システムを作り直したときに、マニュアルの新しい側面に気づくことができました。

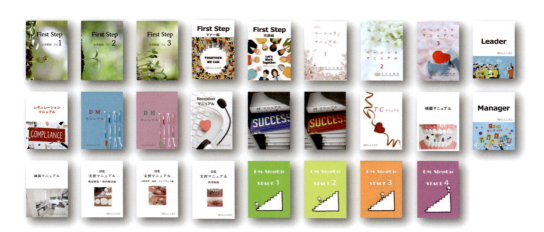

▲たけち歯科クリニックのマニュアル

Special Symposium

山井 それはどのようなことでしょうか。

武知 マニュアルがなければ評価システムが作れないということです。評価をするためには、何がどこまでできるようになったのかを知らないといけません。そもそも、どのようにできてほしいのかをしっかりと説明しておかなければ、評価のしようがないというわけです。

白﨑 そのとおりですね。マニュアルは一回作って終わりになっているクリニックも多々あると思いますが、本当の意味ではどんどん改訂していく必要があるといえそうです。

武知 階級を作るのであればやはり根拠が必要になります。スキルであったり、視座であったり、それらの根拠が示されているのがマニュアルなのです。

山井 マニュアルと評価システムの関連はとても興味深いお話しです。よく考えれば、「何ができてほしい」や「このように考えられるようになってほしい」といった基準は明確であるべきです。それがクリニックの目指してほしい方向性であるのならば、その方向性を示したガイドブックがあると、スタッフは成長の方向を示してくれていると思ってもらえそうです。

武知 いままでメンバーシップ型雇用でしたが、ジョブ型雇用に変えていきました。メンバーシップ型雇用とは年功序列型の雇用に近いといえます。極端な話、何もしなくても年齢を重ねれば給与が増えていきます。しかし、これからの時代はそうはいきません。どのような仕事ができるようになっているのかを評価することも大事です。

山井 まだまだ世界からは遅れていますが、最低賃金がどんどん上昇しています。もちろん世界的に見た場合、その流れはよいものだと思う

のですが、給与を上げる反面その人がその給与に見合っているのかも見極める必要があるように思います。

白﨑 とくに保険診療がありますので、歯科医院は人件費が増えたからといってなかなか診療単価を増やせる業態ではありません。

武知 今回の人事評価制度の改訂にあたり、現状維持のスタッフは給与が上がらないというものにしました。それを実施するためには、雇用契約書の再作成から進めました。

白﨑 昇給が0円になったスタッフからクレーム等はなかったのでしょうか。

大森 大きなトラブルは何もなかったように思います。ただ、これもそうですが、誰がどのようにどのタイミングで伝えるかについては、しっかりと武知先生や経営戦略室のメンバーで相談しました。そして、スタッフ本人とは「なぜこのような評価なのか」、そして「これからどのようになってほしいと思っているのか」をしっかりと伝えるようにしました。

武知 このことについて、勤務医には私から直接お伝えしています。残念ながら歯科医院を開業しても思うような運営ができていない先生がいます。いまの時代マーケティングをしていればある程度の患者さんは来院してくれます。しかし、患者さんは来てくれてもスタッフは定着しなかったりします。それは、自分の医院を自分のものとして捉えているからなのではないでしょうか。

山井 これも視座・意識が変わる結果といえそうです。一人称から、二人称へ。二人称から三人称へとはよく言ったものです。

白﨑 歯科医院を開業すると、院長は診療のみをしていればよいという勤務医とは立場が異

なってきます。患者さんに良質な医療を提供することはもちろんですが、スタッフのやりがい、働きやすさなどいろいろなことを考える必要があります。この部分が勤務医と最も違うところなのではないでしょうか。

武知 このように見る視点が変われば、その人のパラダイムが変わってくると私は考えています。歯科医院を開業するのであれば、視座を変える必要があります。何も開業する歯科医師だけではありません。歯科医院に勤めるすべてのスタッフは、役割が変われば当然、視座を変える必要が出てくるというわけなのです。

大森 新しい人事評価制度は、このような部分もしっかりと評価する制度にしたのです。

採用コストからみた育成の重要性

武知 エン・ジャパンという企業が、社員が入社3ヵ月で退職した場合にかかるコストを計算したデータがあります。手取り25万円で採用した社員が辞めた場合、約187万5千円のコストがかかったという計算になります。

白﨑 これはかなりの金額ですね。うちのクリニックでも退職者はいますが、そのコストを計算したことはありませんでした。

武知 この数字のポイントは187万5千円かかったということではありません。歯科医院であれば、利益率が20％前後であることが多いと思います。もし利益率が20％の歯科医院を仮定するのであれば、このコストのために約1,000万円の売り上げを上げる必要があるといえます。

山井 それはすごい。そう考えるといかに採用した社員が辞めない組織を作るかが大切だとわ

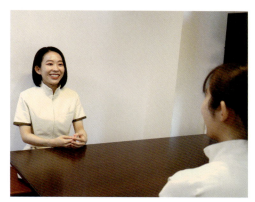

▲スタッフの成長をバックアップする

かります。

武知 誤解をおそれずにいうのであれば、退職者がいるということが悪いわけではないと考えています。たけち歯科クリニックでのいまの離職率はおおよそ3％程度です。10年前は3人に1人は辞めていたのでもっと高い状況でしたね。

大森 私は8年前に入社したので当時の様子は覚えています。入社のきっかけはホテルみたいで綺麗な歯科医院であったこと、実習生に対する対応がよかったこと、一緒に働いている人が仲のよい雰囲気であったことなどがあります。

白﨑 その当時の離職率の原因は何だったのでしょうか。

大森 いま振り返ると、人の成長をバックアップする体制が整っているとはいえない状況でした。仲はよいけど、コミュニケーションがしっかりと取れていたかというとそうではないと思います。

武知 私のトップダウンですべてが決まってしまうことも問題でした。業績を上げることが至上命題であると考えており、経営者としてそれが正しいと信じていました。そのような考え方だったので、スタッフの働きがいや組織の人間関係を大

Special Symposium

事にしてきませんでした。そうして、作業効率や職場環境の改善提案をしたい、あるいは自分の力をもっと発揮したいと考えるスタッフが辞めていく職場でした。

山井 それを変えるきっかけは、どのようなものだったのでしょうか。

武知 一番のきっかけは私が最も信頼していた幹部スタッフの退職です。開院当初から私の右腕として働いていた幹部スタッフに、「あなたにはもうついていけません」と言われたのです。離職率の高さに本気で向き合おうとしませんでしたが、さすがにここで離職率の高さは自分に原因があると気づきました。

白﨑 その後、具体的にどのように行動されたのでしょうか。

武知 まずは私自身の取り扱い説明書を作りました。自分が何に対して悲しんだり、苛立ったりするのか、自分の強みと弱みをみんなに共有するようにしました。「自己理解」が「他者理解」の第一歩だと考えたのです。

山井 大森さんが初めて役職に就かれたときの経緯は、どのようなものなのでしょうか?

大森 昔は私が役職に就くとは夢にも思っていませんでした。あるとき、役職就任の打診が前任のリーダーからあったのですが、はじめは自分に自信がなくて断ってしまいました。

山井 当時お断りした理由は何だったのでしょうか?

大森 自分自身が壁にぶつかっているときで、リーダーをする自信がなく、お受けできるような状況ではありませんでした。

白﨑 その心境の変化、とても興味があります。

大森 その後、仕事に対して自信をもてるように

なってきたときに、前任のリーダーから、私にこういうふうになってほしいということを何度も伝えてもらったことが大きな要因の1つだったと思います。それから前任のリーダーが引っ越しで退職することとなり、私が後任に立候補しました。

白﨑 いまの大森さんのお話もそうですが、たけち歯科クリニックではクリニックのビジョン共有をすごく大事にされているように感じました。

大森 私たちは行動や考え方の指標になるコアバリューの共有を大事にしています。

武知 理念浸透ももちろん大事にしています。ただ、理念は抽象的すぎるのでスタッフの行動指針にはなりにくいと考えています。そこで、34ものコアバリューを作成してスタッフたちの行動や考え方の指標になるものを作成しました。

大森 このコアバリューはたけち歯科クリニックの採用でも使われています。優秀な人材をもちろん採用したいと考えていますが、それよりもコアバリューを理解してくれる人、医院にマッチしているかを見極めるようにしています。

山井 実際、リーダーになってどうでしたか?

大森 とくに感じたのは他の部署との連携をもっとしていく必要があると感じました。私は歯科衛生士なので歯科衛生士のマネジメントはしやすいです。しかし、チーム医療という観点で見ると、他の部門同士をもっと繋いでいく必要性を感じました。歯科衛生士部門だけではなく、全体を変えていく必要性を感じたのです。

山井 それを実行するために、何に気をつけていますか?

大森 私自身がどう感じ、どう考えるかだけでなく、法人としてどうあるべきかを考えて連携をとるように気をつけています。

特別座談会5

武知　当院は一般的に育成期間を4ヵ月とっており、育成期間終了後に理事長面談があります。そこで何かやりたいことがあるかを確認します。

大森　私たちのスタンスは応援するという立場なのです。やりたいことがない人を扱うのは非常に難しいと考えています。それぞれにあった「やりたい」を作ってあげるのが何よりも大事なのではないでしょうか。

白﨑　以前、MID-Gセミナーで武知先生が「たけち歯科クリニックはスタッフの成長のためにある」とおっしゃっていたことがとても印象的でした。私が知るかぎりでは、ここまでスタッフ中心に組織作りを考えている先生にはお会いしことがなかったです。大森さんのお話を聞いていると、その考え方がスタッフにしっかりと浸透していることが伝わってきました。

大森　それと同時に現状維持を望んでいるスタッフがいるのも事実です。そのようなスタッフに無理に変容を促すことはしないようにしています。行動変容を促す前に、しっかりと私との信頼関係を作る時間と期間を設けるように意識しています。

白﨑　信頼関係を作る時間と期間はとても大事ですね。私はとてもせっかちなので、とくに期間を短くしてしまう傾向があります。スタッフを待つ姿勢をとれるようになりたいと思います。

山井　最後に大森さんから見て、武知先生はどのような存在でしょうか。

大森　大きな心をもった存在です。どのようなときも大きく舵取りをしてくれるので安心して付いていくことができます。尊敬もしていますし、信頼もしています。信頼していただいているとも思っています。その思いに応えられるように頑張りたいです。

山井　本日はお忙しいところ、お時間をいただきありがとうございました。労働人口減少は歯科医療界のみならず日本に突き付けられている課題です。それを解消するためにデジタルテクノロジーを活用しようという流れがありますが、それだけでは不十分なのだと気づかされました。栗林代表理事の「医院を創り、医療を創り、国民の健康を創るMID-G」のコンセプトへの理解も深まったように思います。

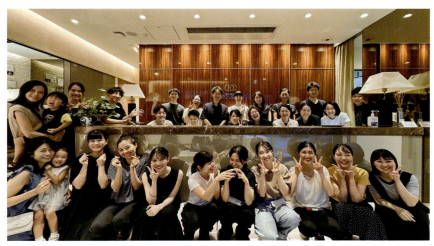

▲笑顔あふれるたけち歯科クリニックのスタッフたち

◆編集委員略歴

荒井昌海（あらい まさみ）

1999 年	東京医科歯科大学卒業
2003 年	エムズ歯科クリニック開業
2004 年	医療法人翔舞会開設
2016 年	東京医科歯科大学大学院修了

日本口腔インプラント学会指導医
EAO（ヨーロッパインプラント学会）認定医
大阪歯科大学客員教授
東京医科歯科大学非常勤講師

栗林研治（くりばやし けんじ）

2003 年	日本歯科大学歯学部卒業
	田中歯科医院勤務
2009 年	New York University CDE Program 卒業
	栗林歯科医院開業
2014 年	Medical University of Vienna 卒業
現在に至る	

神部 賢（じんぶ けん）

2005 年	日本歯科大学歯学部卒業
	田中歯科医院勤務
2011 年	神部歯科医院　副院長
2017 年	神部歯科医院　院長
2022 年	医療法人社団法人 GOD 設立
	理事長就任
現在に至る	

和田匡史（わだ まさし）

1999 年	大阪歯科大学卒業
2003 年	徳島大学大学院歯学研究科口腔外科学第 2 講座修了
2009 年	医療法人和田歯科医院院長就任
2016 年	医療法人和田歯科医院理事長就任
現在に至る	

白﨑 俊（しらさき しゅん）

2012 年	岡山大学歯学部歯学科卒業
2018 年	なないろ歯科・こども矯正歯科クリニック開業
2019 年	なないろ歯科・こども矯正歯科クリニック理事長就任
現在に至る	

栗田隆史（くりた たかし）

2001 年	明海大学歯学部卒業
2010 年	日本歯周病学会歯周病専門医
2011 年	ボンベルタ歯科クリニック開業
2023 年	日本大学大学院松戸歯学研究科博士課程修了
2023 年	日本大学松戸歯学部兼任講師
現在に至る	

◆監修 🏛 MID-G

〒140-0001 東京都品川区北品川1-1-15　北品川21ビル3F
Tel：03-6710-4183　FAX：03-6831-6240

MID-G 型歯科クリニックの創り方
Build the MID-G style clinic

発　行　日——2024 年 9 月 1 日
編集委員——荒井昌海｜和田匡史｜栗林研治｜白﨑 俊｜神部 賢｜栗田隆史
発　行　人——濵野 優
発　行　所——株式会社デンタルダイヤモンド社
　　　　　　　〒 113-0033
　　　　　　　東京都文京区本郷 2-27-17　ICN ビル 3 階
　　　　　　　TEL　03-6801-5810 ㈹
　　　　　　　https://www.dental-diamond.co.jp/
　　　　　　　振替口座　00160-3-10768
印　刷　所——能登印刷株式会社

・ 本書の複製権・翻訳権・上映権・譲渡権・公衆送信権（送信可能化権を含む）は㈱デンタルダイヤモンド社が保有します。
・ <JCOPY ㈳出版者著作権管理機構 委託出版物>
　 本書の無断複写は著作権法上での例外を除き禁じられています。複写される場合は、そのつど事前に、㈳出版者著作権
管理機構（電話 03-5244-5088、FAX 03-5244-5089、e-mail : info@jcopy.or.jp）の許諾を得てください。